新装版

学術的に「正しい」若い体のつくり方

なぜあの人だけが老けないのか?

谷本道哉
近畿大学准教授

679
中公新書ラクレ

はじめに――定年延長時代を元気にカッコよく生き抜くために

●定年「70歳以上！」時代がやってくる！

わが国では、財政面の理由などから年金の受給開始年齢の引き上げが検討され続けています。実際、かつては60歳であった受給開始年齢が、段階的に引き上げられ、２０１３年には65歳にまで引き上げられました（老齢厚生年金の定額部分、老齢基礎年金／男性の場合）。

なお２０１９年12月現在、この受給開始年齢は希望により60歳まで繰り上げ、70歳まで繰り下げることができますが、将来的には繰り下げの可能範囲を70歳よりもさらに広げる方針だといいます。

年金受給開始年齢に合わせて定年の時期も徐々に延長されています。

まず「希望者全員の65歳までの継続雇用確保」を図る法案が２０１２年に成立しました。

さらにこれにとどまることはなく、2019年には、政府は70歳までの雇用を義務付ける方針を固めました。

また定年70歳どころか、定年後の継続雇用や定年自体の廃止という話もあります。2019年の時点で、70歳以上まで働ける企業は30％近くにもなっています。この数字はさらに伸びていくことでしょう。

定年が70歳もしくはそれ以上になるということは、70歳まで、さらにもっと先まで、元気な体でしっかり仕事ができなくてはいけないことを意味します。そうしなければ経済的に自活するのが難しくなる、そんな時代が来ているのです。

●定年70歳以上で健康寿命が延びる？

皆さんは「定年70歳以上」と聞いてどのように思われるでしょう。

「そこまで頑張らなければいけないのか」「もっと早く年金をもらってラクしたいのに」などと否定的な考えをお持ちになるでしょうか。また、「国が年金を払いたくないだけだろう」と批判的なことをいう人もいるかもしれません。

いや、私は逆に、定年70歳以上時代はむしろ「チャンス」。肯定的にとらえるべきと考え

ています。これまで60歳までしか働けなかったのが、70歳以上まで、働けるようになるわけですから。

仕事をしていれば毎日の活動量が多くなりますので、自然と体力も落ちにくくなります。気力という面でも充実するでしょう。体力・気力の充実はさまざまな疾病のリスクを軽減させます。

また、定年になる70歳までは「体力が落ちたから」「病気で大変だから」などといっていられなくなります。バリバリと60代が、さらには70代が働く、という風景が当たり前になるわけです。元気に働くために、自分の体力、健康に対してより気を遣うようにもなるでしょう。

70歳以上まで働くことで、体力も気力も充実できる、また、元気で働き続けるために自分の体をより気遣うようになる。そう考えれば、定年延長は「健康寿命が延びるいいチャンス」と肯定的にとらえることができますよね。

●中年以降はメタボ、高齢以降はロコモが怖い

さて、これから来るであろう定年延長時代に備えて、いくつになっても健康で元気な体に

ならなくてはいけません。当然ですがメタボだ、ロコモだなどといっていられないわけです。

メタボとはメタボリックシンドロームの略。心筋梗塞、脳梗塞、糖尿病といった生活習慣病に罹患しやすい状態のことです。**中年期以降、健康に関して大きく影響を及ぼす問題の一つとされています**。

そしてメタボの次に来るのがロコモです。ロコモはロコモティブシンドロームの略。筋力や関節機能の低下などにより自力で体を支える、動かすのが困難になる状態のことをいいます。こちらは高齢期以降に頻発する健康に関しての問題とされます。

メタボもロコモも加齢によってリスクが高まります。**しかし、どちらも自分の努力次第で回避することが可能なのです**。

●加齢は抗えないが、老化は自分次第！

加齢とは時間経過とともに暦《こよみ》上の年齢が増えること。これは万人にまったく等しく起こりますし、抗《あらが》えません。**対して、加齢とともに身体の諸機能が低下すること、いわゆる老化は皆に等しく起こるわけではありません**。

老化の進行度合いは人によって違います。体力も活力もない老け込んだ50代もいれば、元気で若々しく、しかもモテモテの60代もいます。

自分の今の体は、毎日の生活習慣の積み重ねの結果。メタボ、ロコモとは無縁な、元気で若々しい人は、それに見合うことをしてきているのです。

では、何をすればいいのか。

これはもう当たり前の答えになりますが、適切な運動と食事、それから禁煙と節度のある飲酒です。いきなり元気に、若々しくなる魔法はありません。

元気な若々しい肉体は何ものにも替えがたい財産。そしてその財産は自分の責任でつくり出すものなのです。

●続かない健康法では意味がない

本書では、いつまでも元気に健康的でいるため、そして定年延長時代を快適に生き抜くため、今日から「行うべきこと」を学術的エビデンスに基づいて示していきます。

ただし、それがとても実現できそうにない理想論となってしまっては机上の空論。意味がありません。**健康法というのは継続して実行できてこそ意味があるのです。**

そこで本書では、健康維持・増進のために何から始めればよいのか、手軽に実行できそうなレベルから段階的に示していきたいと思います。

たとえば、動脈硬化の改善のための運動としては、しっかりとジョギングをすることが理想です。

しかし、普段から歩ける距離は歩く、すぐにエレベーターを使わず階段を選ぶ、歩くときにしっかり手を振って少し速度を上げる、といったものでも効果はあります。

もちろん「努力や我慢は不要！　ラクに健康！」という虫のいい話をするつもりはありません。無理せずに、できるレベルのところから始めましょうということです。

繰り返しますが、**元気で若々しい体は自分でつくるものです**。皆さんもご自分の生活習慣を見直して、元気で若々しい充実した未来を創り出しませんか。

目次

2章 「メタボ対策」——「理想的」&「現実的」な運動基準でトライ！ 45

イラスト／石玉サコ
図表作成／ケー・アイ・プランニング
本文ＤＴＰ／市川真樹子

新装版

学術的に「正しい」若い体のつくり方

なぜあの人だけが老けないのか？

序 章

運動でカッコよく若々しくなれると分かっていても

●運動の効用は分かっていても

「ちょっとは運動しないとなぁ」「何か体を動かすことをしなきゃ」。多くの人がそう思っていることでしょう。運動が健康によいこと、またスタイルを改善して見た目も若々しくすることは誰もが認識している、いわば常識といえます。

運動不足は、心筋梗塞や脳梗塞、糖尿病などの生活習慣病を誘発します。また、高齢期の虚弱、体力低下による要介護の一要因にもなっています。

私たち人間は「動物」。文字どおり、動いていないと病気になってしまうのです。しっかりと動いていてこそ、元気で健康な状態を保つことができるのです。

また、運動が見た目を若くしてくれることも経験的に明らかですよね。

中年以降になっても余分な脂肪のついた太鼓腹にならず、筋肉がしっかりついたカッコいいスタイルを維持している人は不思議なほど年をとりません。理由として、運動によるホルモン応答や抗酸化能力の向上などが関係していると考えられます。

健康にも若々しさのためにも運動がよい。分かっているはずなのに、残念ながら運動をしっかり行っている人というのは極めて少数派です。

厚生労働省の調査によると、1回30分以上の運動を週2回以上、1年以上継続して行っている人は20～50代では20％程度しかいません。

そして、日常の活動量の目安となる「歩数」は90年代と比べて1000歩ほども減っています（図1）。運動をしていないというだけでなく、日常生活でもほとんど体を動かさなくなっているのです。

図1　1日の平均歩数の推移

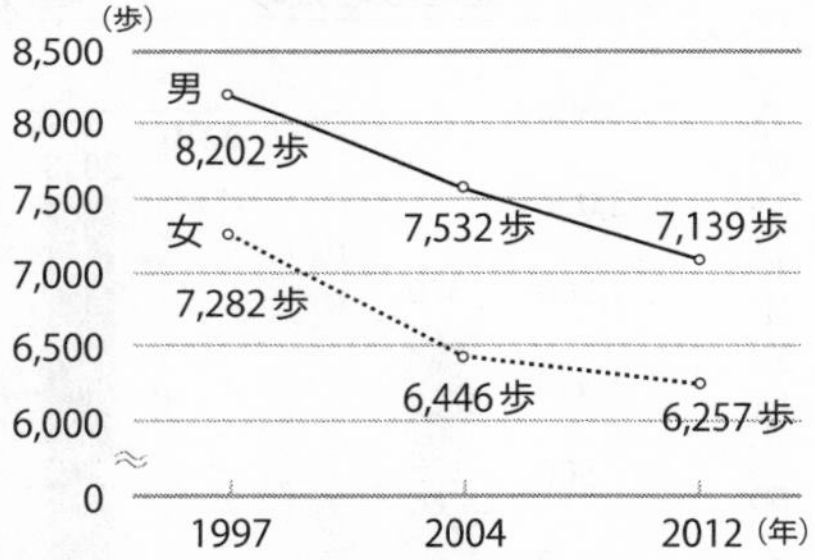

出典）厚生労働省：国民健康・栄養調査

●運動不足はもはや「国民病」

いまや運動不足は極めて深刻な問題となっています。見た目はもちろんのこと、健康面でのリスクは計り知れません。

たとえば、糖尿病の場合では、予備軍（可能性を否定できない人）も含めた患者数が90年代と比べてなんと1・5倍近くにまで増えています（次ページの図2）。また、腰痛や肩コリは昔からある不調ですが、これらの症状を訴える人も近年、増加しています。ここにも現代人の運動不足が大きく影響しているといわれています。
８割の人に運動習慣がなく、しかも日常の活動量も減っている。そしてそれがいろいろな病気の発症と関係している。**これはもう、「運動不足病」という一種の国民病である**といえるでしょう。

図２　糖尿病の予備軍も含めた患者数の推移

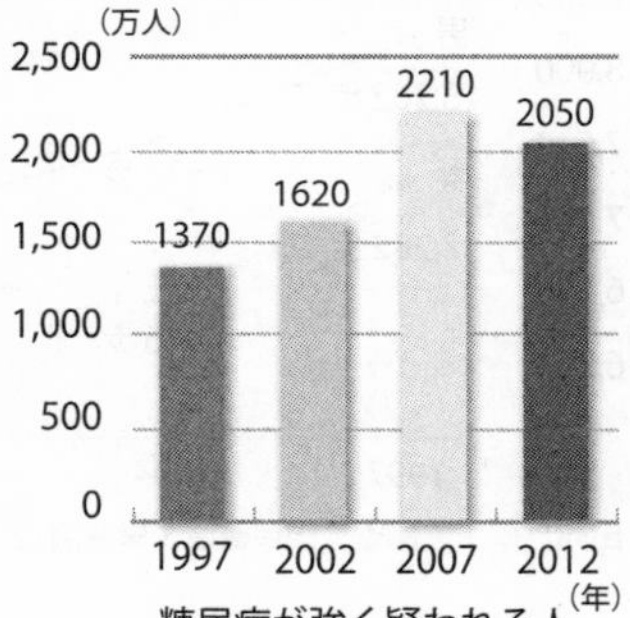

糖尿病が強く疑われる人
＋
糖尿病の可能性を
否定できない人

注）糖尿病が強く疑われる人：
HbA1c≧6.1%、
可能性を否定できない人：
HbA1c≧5.6%

出典）厚生労働省：国民健康・栄養調査

なお、運動不足が深刻な問題となっているのは日本だけでのことではないようです。

世界の全死亡のうちの９・４％が身体活動不足（**Inactive**）、**つまり運動不足が原因であるという報告が近年なされました**（図３）。

そして、この９％という数字は喫煙が原因の死亡者数に匹敵するというから驚きです。こうした危機的な状況をこの研究報告では「運動不足病は世界的に大流行している〝パンデミック〟状態である」と表現しています。

図3　運動不足が各種疾患の原因に占める割合

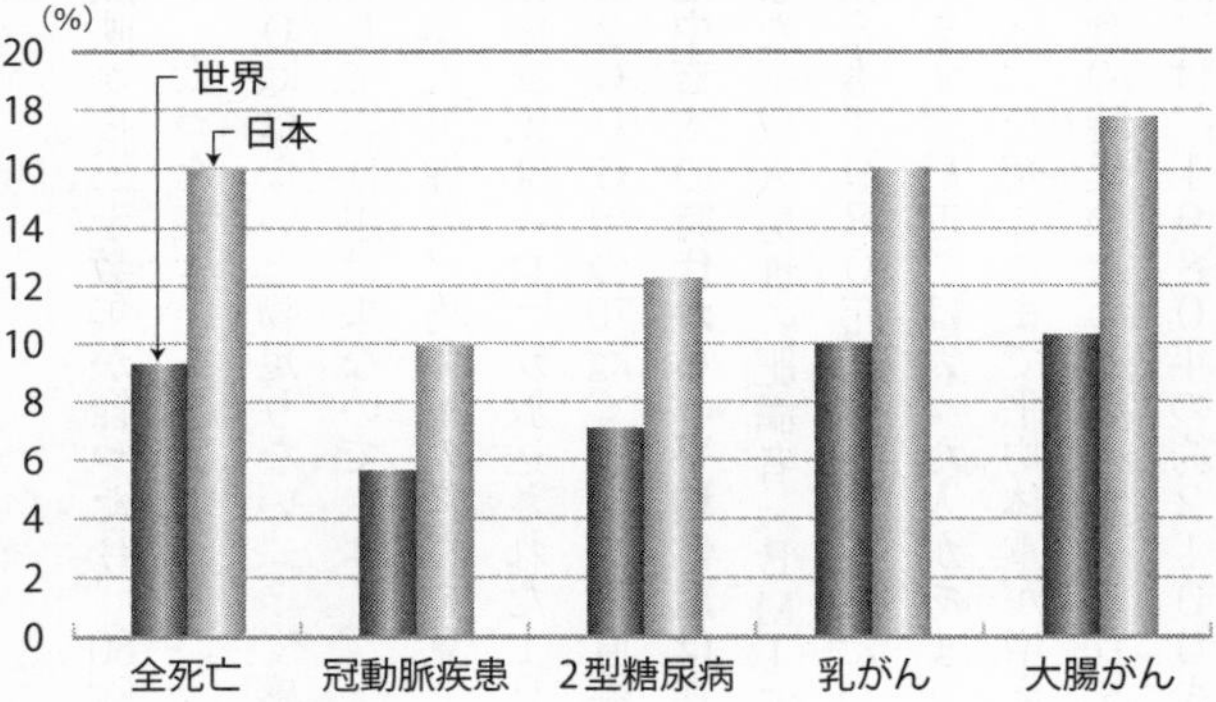

出典）Leeら、2012より改変

運動不足はさまざまな疾患の重大な原因となります。
運動不足自体がもはや病気ともいえます。

ちなみにこの9・4%という数字、**日本においては16%とさらに跳ね上がります。**

運動不足の弊害は、体形がだらしなくカッコ悪くなる、ということだけではないのです。運動不足は自分で解決できます。これはどうにかしなければいけませんね。

●池中玄太の体形もいまでは普通

1980年にヒットした西田敏行さん主演のテレビドラマ『池中玄太80キロ』を覚えていますか？　このドラマのタイトルにある「80キロ」は、当時「とても太っていて大きい人」を意味していました。

放映から三十数年が経った今、80kgという数字を見てどのような印象を持たれるでしょうか？　太った大きい人の代名詞という感じはあまりしません。最近は太っている人といえば100kgはないと物足りない（？）感じがしますよね。芸能界でも、80kgではおデブタレントとしての仕事は来ないでしょう。

日本人男性の平均体重の推移を見てみると、戦後から増加傾向が続いています（図4）。「池中玄太80キロ」が放送された1980年の玄太世代の30代男性の平均体重は62kg。そこから2006年の70kgくらいまで直線的に増え続け、以降は70kg程度に落ち着いています。

池中玄太の時代から、平均体重は実に10kg近くも増えているのです。

また、成人男性の肥満者（BMI25以上：BMI＝体重（kg）÷身長（m）×身長（m））の割合も1980年には17％程度だったのが、2006年以降は約2倍の30％程度に増加しています。最近では太った人があまり珍しい存在ではなくなっているのです（図5）。

では、なぜここまで平均体重が増えたのか。

飽食の時代のためと思うかもしれませんが、実は1日当たりの摂取カロリーの平均（20歳以上）は、1980年の約2100キロカロリーと比べて、2012年では1888キロカロリー。**摂取カロリーはむしろ減少しているのです**（国民健康・栄養調査）。

それでも平均体重が増えているのは、「動物性脂肪の摂取割合が増えた」ことと（動物性

図4｜日本人男性（30歳代）の平均体重の推移

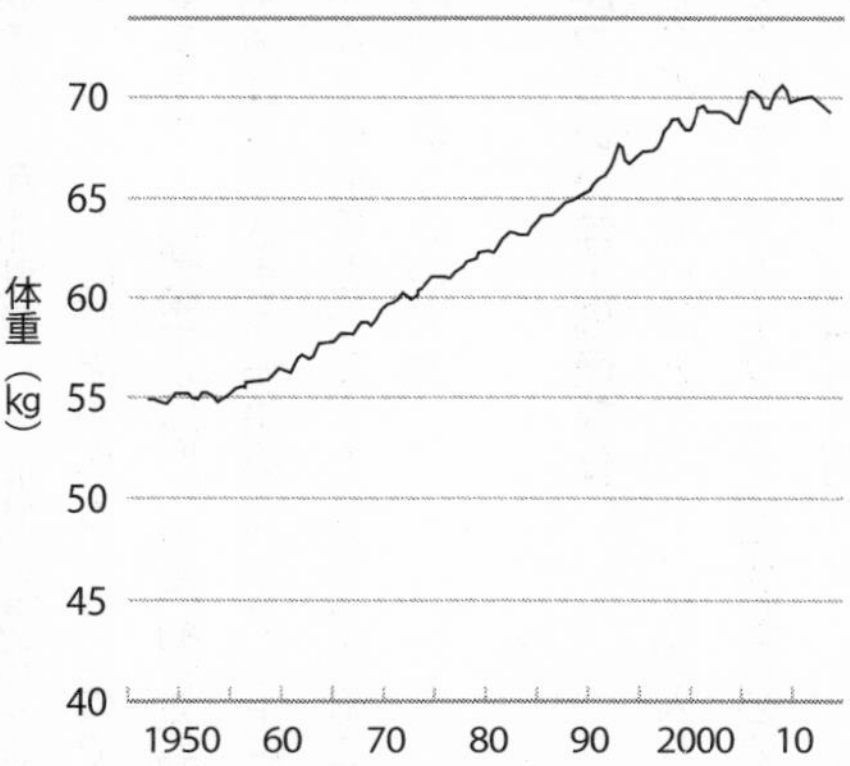

出典）厚生労働省：国民健康・栄養調査

図5｜日本人男性（20歳以上）の肥満率の推移

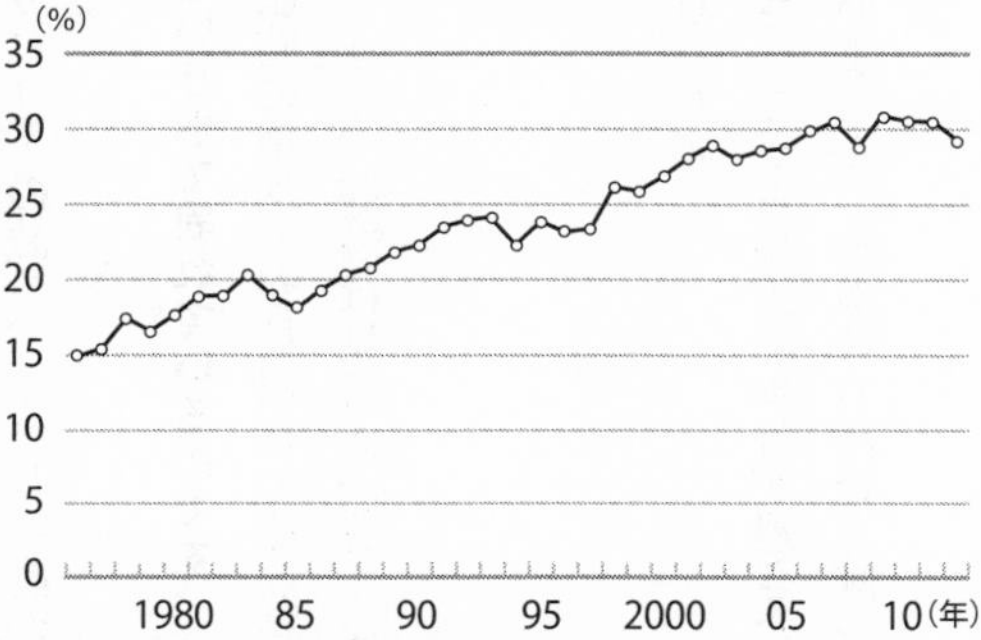

出典）厚生労働省：国民健康・栄養調査

脂肪の不飽和脂肪酸は体脂肪の蓄積を進める）、消費カロリーの減少、つまり「動かなくなっている」ことに原因があるようなのです。

要するに、「運動不足病」の深刻さが肥満者の増加という形で表れているのです。

肥満はさまざまな疾患のリスクを上げます。「内臓脂肪の増加」が糖尿病や心筋梗塞、脳梗塞などの原因となることは皆さんもご存じのことでしょう。肥満は見栄えが悪くなるだけの問題ではないのです。

●かっこいい体↓健康な体

「メタボ」が流行語大賞のトップ10入りをしたのは２００６年。

メタボというキーワードで運動の必要性が広く認知されてから相当の年月が過ぎたにもかかわらず、運動習慣者の割合や、１日の歩数は増えていません。肥満者の割合も減っていません。

必要性が分かっていて、やらなきゃとは思っているはずなのに実行できない。その主な理由は、**メタボはあくまで心筋梗塞などの「病気になりやすい状態」にすぎず、メタボ自体が「病気ではない」**からではないでしょうか。

太っていて内臓脂肪が多くても、血圧が高くても、血糖値が正常値でなくても、確かに苦しいことも、痛いことも何もありません。

多くの人は、元気で何も症状がないうちはそれほど体に気を遣わないもの。肺がんだとお医者さんにいわれるまで、禁煙を思い立ちさえしない人もたくさんいます。

ロコモに関しても同じです。

高齢になったとき、体力が低下して自立した生活ができなくなる恐れがあると分かっていても、元気で動けているうちはそれほど気にかけないものです。

「健康は何ものにも替えられない大切な財産」。

病気になる前から、元気に動けているうちから、このことだけは忘れないでほしいのですが、何の症状も出ていない状態で、体のこと、健康のことを真剣に考えるのはむずかしいことかもしれません。

それなら健康のためというのではなく、やせてカッコいいスタイルになるために（そして何ならちょっとモテちゃうために）という目的で運動を始めてみてはいかがでしょう。

キレイに、そしてカッコよくなることも、とても大切なことです。定めた目的が変わろうとも、結果として病気のリスクが下がって健康になるのなら、健康のためでも、モテるためでも、体に起こることは同じです。

そういった視点から考えると、ちょっと古いですが「ちょい不良《ワル》・ちょいモテオヤジ」ブームをつくった雑誌『ＬＥＯＮ』、そしてその表紙を飾ったパンツェッタ・ジローラモさんの功績は偉大でしょう。何歳になっても、「カッコよさにこだわることのカッコよさ」を、日本中に呼び掛けたわけですから。

もちろん女性においても同じことがいえます。いくつになっても女性はキレイで男性はカッコよく。とても素敵なことだと思います。

皆さんにも**カッコいいスタイルを手に入れて、健康で充実した、いきいきとした人生を送っていただきたい。そのためにこの本を贈ります。**

ただしここから先を読んでモテるようになったとしても、家庭が崩壊するような「ちょい」を越したワルいことはなさらないようにしてくださいね。

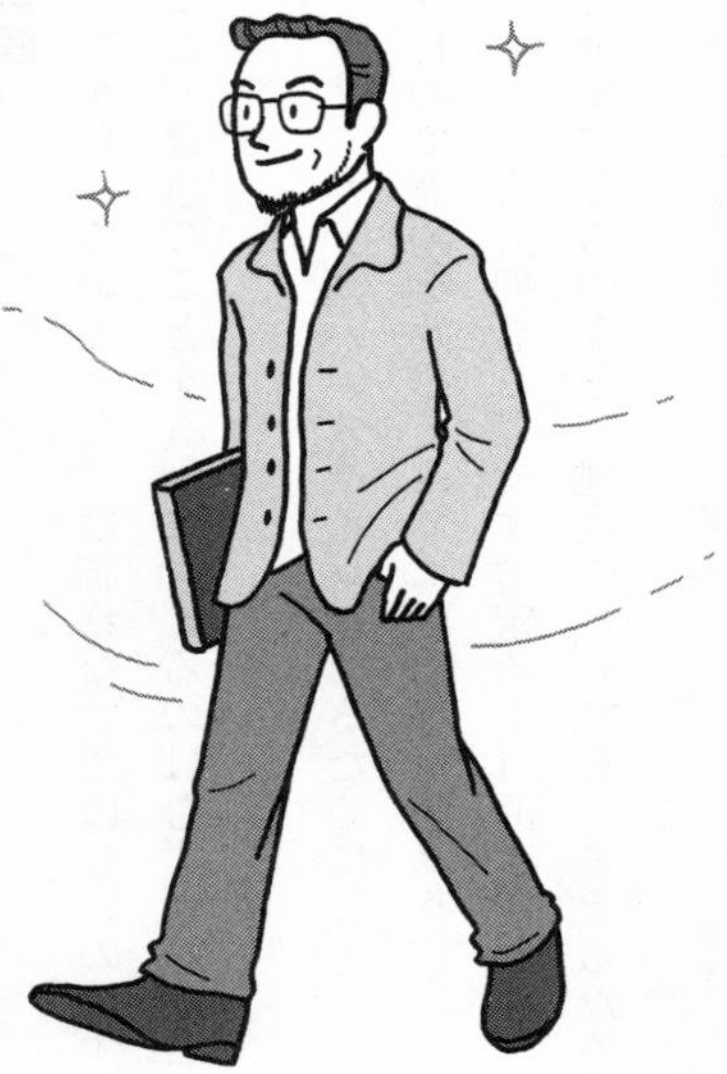

コラム❶ 「煙草は体に悪くない」というインチキ統計

某書籍では「煙草を吸う人が半分になると肺がん患者が5倍になる」とする驚きの主張がありますが、これは「男性の喫煙率が80%を超えていた1960年代と比べて喫煙率が40%程度に減少している2000年代では肺がん死亡者が激増している」というデータを根拠にしています。

一見もっともらしく見えますが、実はこのデータは喫煙率と肺がんの関係を示してはいません。時代の流れとともに起きた二つの事象を並べているにすぎないのです。

実態としては、**時代とともに社会の風潮として喫煙率が下がったこと、時代とともに平均寿命が延びてがん患者が増えたこと、の二つを並べている。そんなカラクリなんです。**長生きするほど細胞はがん化しやすくなるので、がん患者は増えます。

ではきちんとした評価とはどのように行われるのでしょうか？　標準的な評価手法の一つに、「煙草を吸っている人と吸っていない人のがんの発症率を10年程度、追跡調査をして比較する『前向きコホート』」という研究方法があります。これはつまり、喫煙する人のがんになる割合が、現実として喫煙しない人の何倍増えているのか（相対危険率）を、長年の追跡調査から評価するもの。

喫煙による相対危険率（吸わない人と比べた肺がんに罹患する割合）を調べた前向きコホート研究はたくさんありますが、**おおむね4～5倍程度、研究によっては10倍を超える結果が示されています**。また、肺がんほどではありませんが、ほかのがんや心臓病、糖尿病など喫煙によってリスクの増大する疾患はほかにもたくさんあります。

悪いと分かっていても煙草には中毒性があり、やめるのが難しいもの。それで、こういったインチキ統計を信じて自分を騙《だま》そうとしてしまうのかもしれません。しかし、現在では保険適用で禁煙治療が受けられます。自分の健康を自分で守りたいなら、ぜひ利用していただきたく思います。

くれぐれもこの本の読者の皆さんはこれらのインチキ統計にすがりつき、禁煙しない自分を肯定することなんて、絶対にやめてくださいね。

1章

「メタボ」、それは突然死のプロローグ

●メタボとは、実はかなりヤバい状態

食事、運動、喫煙の有無などの生活習慣が主な原因となる疾病を生活習慣病といいます。心血管疾患、脳血管疾患、糖尿病などが代表的な生活習慣病であることは皆さんもご存じでしょう。なお、日本人の死亡原因の1位であるがんも生活習慣病の一つです。

生活習慣病を誘発する代表的な原因の一つに、「内臓脂肪の過剰な蓄積」が挙げられます。増加しすぎた内臓脂肪は、脂肪細胞からの生理活性物質（ホルモンもしくはサイトカインといいます）の分泌異常を起こしますが、これがさまざまな悪さを引き起こすことが分かっています。

具体的には「動脈硬化」と筋肉の「糖代謝能の低下」を引き起こします。

動脈硬化が重症化していくと心血管疾患（心筋梗塞など）、脳血管疾患（脳梗塞など）を引き起こす危険性が高まります。また糖代謝能が低下すれば血糖を下げられず、糖尿病になります。

このような状態をメタボリックシンドローム（内臓脂肪症候群：直訳は代謝症候群）、略してメタボといいます。メタボの具体的な判定基準は厚生労働省が定めていて、内臓脂肪が

多いことをその第1条件としています。

内臓脂肪が増加して、心血管疾患、脳血管疾患、糖尿病といった「生活習慣病を発症しやすい状態」がメタボです。

メタボ自体は病気ではありませんので、どこも痛くもかゆくもありません。**あくまで「いつ危ない病気になってもおかしくないよ」という警告なのです。**

しかもこれらの病気は死に至ることが多い病。ですから「内臓脂肪の増大＝命にかかわる問題」といえます。しかも、心血管疾患、脳血管疾患は「突然死」につながることが多々あります。

昨日まで何事もなく元気だった人が翌日亡くなる危険性が高い状態。そんなヤバイ状態がメタボなのです。

今、どこも痛くもかゆくもないからといって安心はできません。メタボは明日死ぬかもしれない状態なのです。

「俺はメタボだから」と冗談のように笑いながら立派なおなかをさすっている人を見かけることがありますが、まったくもって笑っている場合ではないのです。

なお、メタボ判定では内臓脂肪の蓄積に主に着目しています。しかし内臓脂肪とは関係なく、運動不足そのものも、生活習慣病罹患の危険性を高めることも忘れてはいけません。

●突然死は「他人事」ではない

繰り返しますが、メタボ自体は病気ではありませんので、どこも痛くもかゆくもありません。まったく元気であるにもかかわらず、いつ突然死につながる病を発症するか分からない、かなり危ない状態にあるのがメタボなのです。

突然死は決して他人事ではありません。

実は私の同い年の従兄弟《いとこ》が一昨年、39歳の若さでこの世を去りました。誰からも好かれる好青年でしたが、脳出血でした。前日まではまったく何事もなく元気に出勤していたそうです。

体重100kg以上の巨漢で、仕事柄非常にストレスフルな生活。煙草もよく吸っていたそうです。血圧が200mmHg以上あり、体のことを気にはかけていたようですが、仕事の多忙さからそのような気配りも疎《おろそ》かになっていたのかもしれません。

また、前章末のコラムで触れた煙草の危険性についてはいうまでもありませんが、精神的ストレスもよくありません。

精神的ストレスは交感神経の活動を高めますが、この状態が持続すると血圧が高い状態が続き、心臓に過度の負担を与えます。高い血圧にさらされることで動脈硬化も進みます。**精神的ストレスが強い人では心筋梗塞の発症リスクが2倍にもなる**という報告もあります。

あくせくしすぎずに、おおらかな気持ちで心穏やかに過ごすことはとても大切です。イライラしやすい人は、たとえば書家、相田みつをさんの詩などからお気に入りを見つけて壁に貼っておくのもいいかもしれません。にんげんだもの。つまずくことも、苦しいこともあって当然です。

読者の皆さんには、しっかり運動して、食事にも気を遣い、突然死とは無縁の健全な体づくりに努めていただきたいと思います。また、病院にかかってでも煙草はやめ、極力ストレスを無くすように心がけてください。

繰り返しますが、突然死は他人事ではないのです。

●メタボは血管の老化を加速する

「**人は血管とともに老いる**」という言葉を残したのはカナダの内科医のウイリアム・オスラー医師です。

人の血管は加齢とともに硬く変性します。これが進むと心筋梗塞や脳梗塞のリスクが高まります。

そして**メタボは加齢によって起こる動脈硬化を加速させます**。全身に酸素や栄養素をくまなく送り届ける、大事な血管の老化を進めてしまうのです。

メタボで対象となる主な疾患は心血管疾患、脳血管疾患などの動脈血管系が原因となる疾患と、糖質代謝能の低下による糖尿病です。そして高血糖状態には動脈障害性がありますので、糖尿病はそれ自体の問題だけでなく、動脈硬化を進めてしまうという問題もあります。

動脈硬化は、主にはアテロームという血中のコレステロールや中性脂肪の固まったものが血管内壁に付着していくことで進行するとされます。この付着したアテロームの盛り上がりをプラークといいますが、このプラークが成長すると、血管の流れを妨げたり、破裂して血栓をつくったりといった悪さをします。

これが心臓や脳で起きて血流が減少したり遮断されたりすると、心血管疾患、脳血管疾患を引き起こし、場合によっては突然死へとつながるのです。

血管は全身の組織に酸素や栄養素などを運び届ける道路網。そしてそこを流れる血液は運搬用の貨物車です。

貨物車が渋滞したり、通行止めになったりせずにスムーズな交通を保つためには道路網、つまり血管の状態を保つことが健康を維持するためにはとても大事。血管を若く、柔らかく保つことができれば、平均寿命を１００歳まで延ばすことも夢ではないと考える医師や研究者もいます。

そして、この血管の硬化は、運動と食事によって改善することができます。

運動として効果があるのはジョギングやウォーキングのようないわゆる有酸素運動。食事はポイントがたくさんありますが、高脂肪の肉類や乳製品（飽和脂肪酸が多いもの）を控えること、魚を多く摂ること、減塩、抗酸化成分の多く含まれる色鮮やかな野菜類を摂ることなどが有効でしょう。

●目指せ、脈圧50以下

なお、血管の硬さの正確な値は専門の医療機関でしか測定することができませんが、**血圧を測ることでも簡易的に評価することができます。**

動脈が硬化すると、心臓の拍動を動脈の弾力性で受け止める作用が弱まるため、収縮期血圧（上の血圧）と拡張期血圧（下の血圧）の差が広がります。要するに「血圧の上と下の差が広がる」のです。

　この差を「脈圧」といいます。血圧は上と下の差が開いているほど柔軟性が高いと勘違いしている人がいるかもしれませんが、それは誤り。

　動脈が柔らかいほど心臓の拍動を動脈の伸展性で干渉し、上と下の差を小さくして、一定の圧力で血液を全身に送り届けることができるのです。

　理想の脈圧は50mmHg以下。それよりも高い場合は動脈が硬めであると想定されます。適切な運動と食事で脈圧50以下を目指しましょう。なお、精神的なストレスも脈圧を高めますので、リラックスして平和な気持ちで過ごすことも大切です。

図6　加齢と脈圧の変化

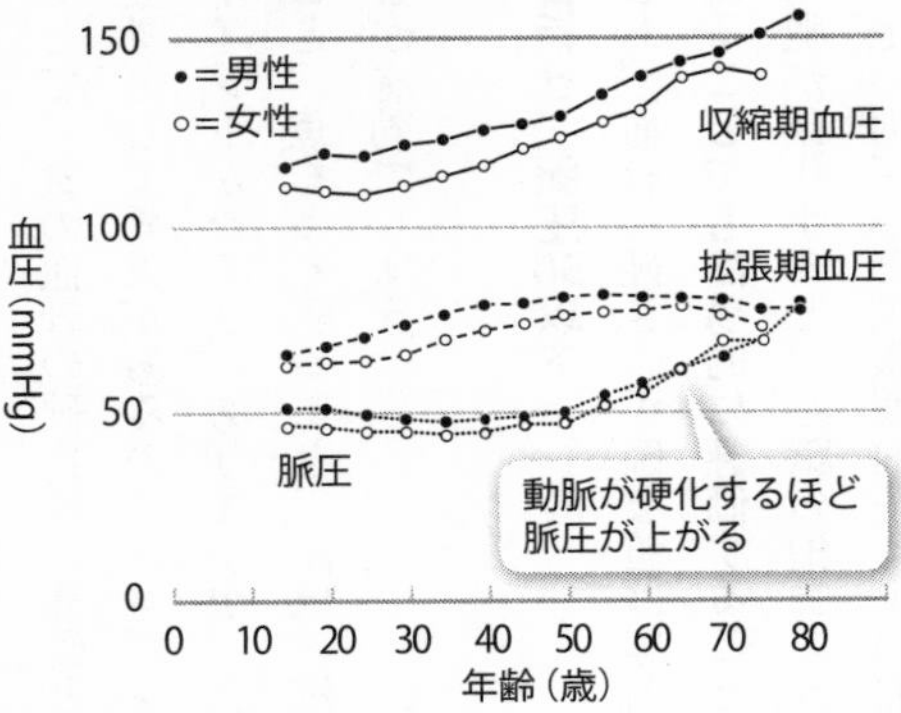

出典）小澤ら、2005より改変

50代くらいから急激に脈圧が増加する様子が分かります。目標は50mmHg以下です。

●糖尿病患者数は70代以降では予備軍を含めて40％！

心血管疾患や脳血管疾患のように突然死に直結はしませんが、糖尿病も死につながる恐ろしい病気です。また、先ほど述べたように、糖尿病は動脈硬化を進めるので、心血管疾患、脳血管疾患などのリスクまで高めてしまいます。

平均血糖のかなり高い（HbA1Cという血糖の評価値の値が10・5％以上）重篤な糖尿病患者では、心筋梗塞の罹患リスクは4倍に、また、がんの発症リスクは20％ほど高まるという報告もあります。これらの原因は定かではありませんが、血糖をコントロールするインスリンの作用と関係していると考えられています。

ある疾病がほかの疾病を誘発することを合併症といいますが、**糖尿病には死に直結するほかの病気の合併症を引き起こす**という恐ろしさもあるのです。

糖尿病の患者数は近年、急激に増えています。主な原因は運動不足と内臓脂肪の増加。1日の歩数のデータの減少および平均体重、肥満率の増加（女性は増加していませんが）に合わせ、糖尿病の罹患率が増加してきているのです。

最新の調査によると、**予備軍を含めた糖尿病患者数**（**血液データからの判定：2012国民健康・栄養調査**）**は60代で33％、70代以降では39％にも。糖尿病はもう、立派な国民病と**

いえるでしょう。

糖尿病の主な原因も心血管疾患、脳血管疾患と同様に内臓脂肪の増加と運動不足にあります。また喫煙も原因の一つとなります。糖尿病予防で気をつけるべきことは動脈硬化の予防で気をつけることと、ほぼ同じと考えてよいでしょう。

ただし、糖尿病予防には有酸素運動だけでなく、筋トレのような筋肉に強い負荷をかける運動にも予防効果があります（心血管疾患・脳血管疾患に筋トレはあまり有効ではありません）。筋トレは、糖質代謝を主に行う速筋といわれる筋肉をよく使うからです。

ちなみに甘い物をたくさん食べないことは糖尿病にはよいのですが、甘い物を食べなければ糖尿病にならない、ということではありませんので、誤解のないように。

糖尿病とは、血糖を取り込んで、血糖値を下げる能力が低下する病気です。甘い物を食べなければ確かに血糖は上がりにくくはなりますが、血糖を下げる能力を高めてくれるわけではありません。

●女性のメタボは10年遅れてやってくる

女性の場合、メタボの判定基準が男性よりも甘い（女性：ヘソの位置の周囲径90cm以上、男性85㎝以上)ことなどもあり、「メタボは男性の問題よね」などと思っている女性は多いかもしれません。男性に比べ、女性が心筋梗塞や脳梗塞、糖尿病などの血管系の疾患になりにくいのは確かです。

しかし、女性だから安心ということではありません。

女性ホルモンであるエストロゲンには、動脈硬化を進める悪玉のコレステロールを下げる働きと、血糖の取り込みを促すインスリンの効きをよくする(インスリン感受性が上がる、といいます)働きがあります。女性のメタボリスクが低いのはこのためです。

しかし、**エストロゲンの恩恵にあずかれるのは閉経まで**。

閉経を過ぎた50歳くらいからエストロゲンの分泌量が急激に低下します。そして、悪玉のコレステロールが増加し、インスリンの感受性が低下します。ここからメタボリスクが急激に上がるのです。

有名な大規模疫学研究に、アメリカのマサチューセッツ州、フラミンガムで行われたフラミンガムスタディという研究報告があります。

この研究の心疾患罹患者数のデータを見ると、女性では閉経後の50歳代くらいから増え始め、それ以降はおよそ男性の10年遅れくらいで心疾患の罹患者数が増加している様子が観察

図7｜心血管疾患患者の男女差

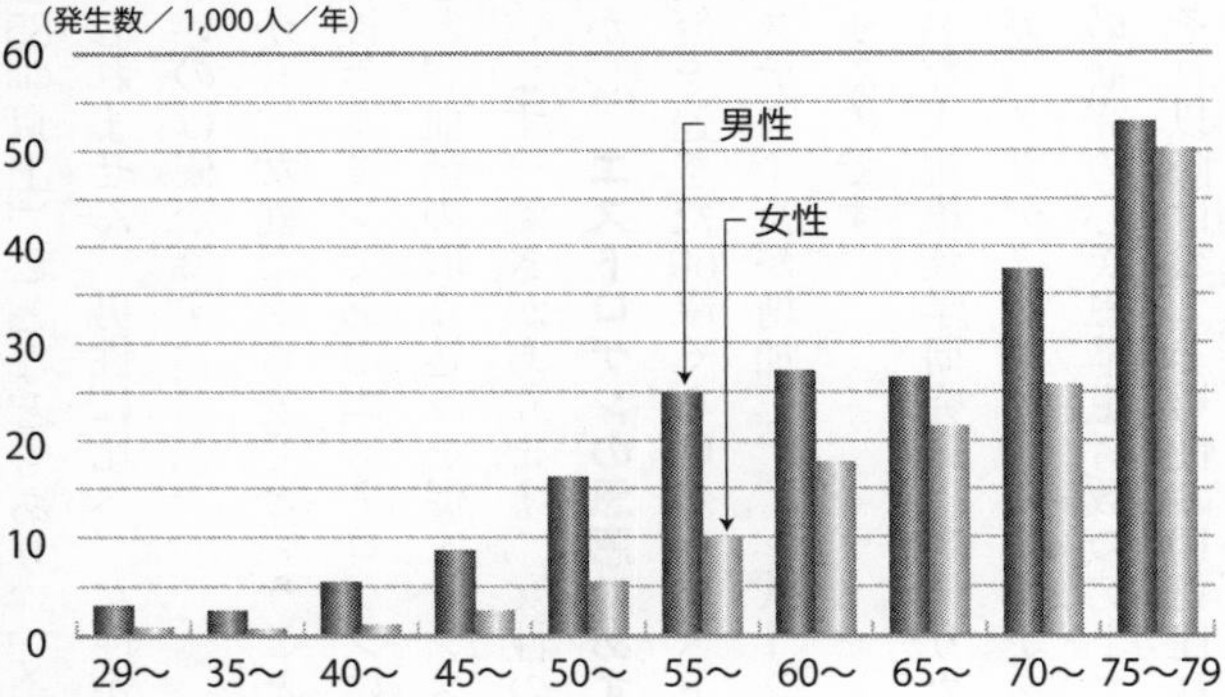

出典）Kannelら、1976より改変

女性では男性よりも10年ほど遅れて患者数が
増えている様子が分かります。

されます。日本人の疫学研究でもおよそ似たような傾向が見られています。

女性のメタボ関連の疾患は10年遅れてやってくるのです。

メタボは男性だけの問題ではありません。女性にとっても他人事ではない問題なのです。

コラム❷

過去の運動経験は貯金できない

図8 運動の虚血性心疾患に対する予防効果

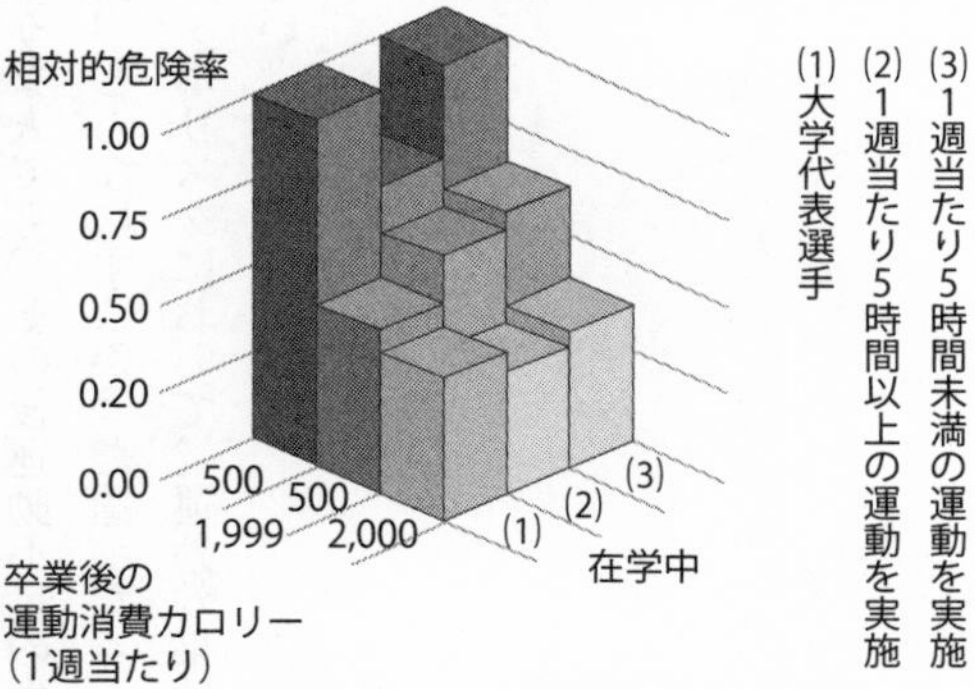

注) ハーバード大学卒業生の在学中、および卒業後の運動量と虚血性心疾患発症の相対的危機率

出典) Paffebarger PS et al: JAMA, 252: 491-495, 1984

図8はハーバード大学の卒業生を追跡調査した、非常に有名な、運動と心疾患の関係を調査した研究です。メタボのリスクは心疾患だけではありませんが、アメリカでは心疾患が非常に多いため研究対象として用いられることが多いのです。

運動をよくしている人では、ほとんどしていない人の半分以下に心疾患の発症率が減少しています。そして、この結果に若いころに運動していたかどうかはあまり関係しません。

大学時代に大学代表選手として活躍し

たような人でも、その後運動不足の生活が続いているとメタボリスクは上がるのです。過去、どんなにすごかった選手だろうと関係ありません。

メタボリスクにおいて、運動効果は貯金できないのです。今の自分を見つめ直してください。

コラム❸ 動ける人に「車椅子」は不要です

世界に誇る自動車メーカー、ホンダが座ったままで移動できる椅子を開発し、実用化を目指しているといいます。座ったまま走る椅子なんて、なんだか楽しそうですが……。

ホンダのホームページによると、「屋内施設の大型化などを背景とし、徒歩移動の長距離化を踏まえ、空港、水族館、ショッピングモールなどでの活用を想定しています」（抜粋）とあります。娯楽用としてではなく「健常な人に電動の車椅子を提供しよう」といっているのです。

文明の発達によって人はどんどん怠けて、弱っていくといわれていますが、これはちょっといきすぎではないでしょうか。便利グッズならぬ、怠けグッズを当たり前に受け入れすぎているように見受けられます。動かず労せず、という便利さに対し、現代人は少し感覚がマヒしているように思います。

ホンダの商品が素晴らしいものであるのは間違いありません。もちろん脚の不自由な方や高齢者、遊具などとして、この椅子が実用化されることを望みます。

しかしあなたが元気に動けるのなら、歩くべきところはなるべく歩きましょう。人間は動物、〝動く物〟なのですから、動いていないと病気になってしまいますよ。

2章

「メタボ対策」

──「理想的」&「現実的」な運動基準でトライ！

●血管を柔らかくしたいなら持久運動に限る

「人は血管とともに老いる」こと、そして「メタボは血管の老化を早める」という話を前章でいたしました。

その血管の老化は運動で食い止めることが可能です。そしてどんな運動をすればよいかといえば、ジョギングやウォーキングのような持久的運動、いわゆる有酸素運動がとても有効です。

ランニングやサイクリングなどの有酸素運動を習慣的に継続している人では、一般健常者よりも動脈伸展性が高い、つまり血管が柔らかいことが報告されています。

しかも、本格的に行っている人ほどその傾向は強くなります（図9）。

ウォーキングでも効果はあるのですが、それよりもジョギング、さらにそれよりも本格的なランニングのほうが効果は高まります。近年マラソンブームが続いていますが、皇居ランナーのようなマラソン愛好家は若い血管をしているのです。

また、平均53歳の男性が小走りのジョギング程度の運動40～45分を週4～6回、3か月間行ったところ、平均で25％、動脈の伸展性が向上したという報告もあります（図10）。

何歳からでも動脈は柔らかくできます。始めるに遅すぎることはありません。

図9 運動習慣と動脈伸展性の関係

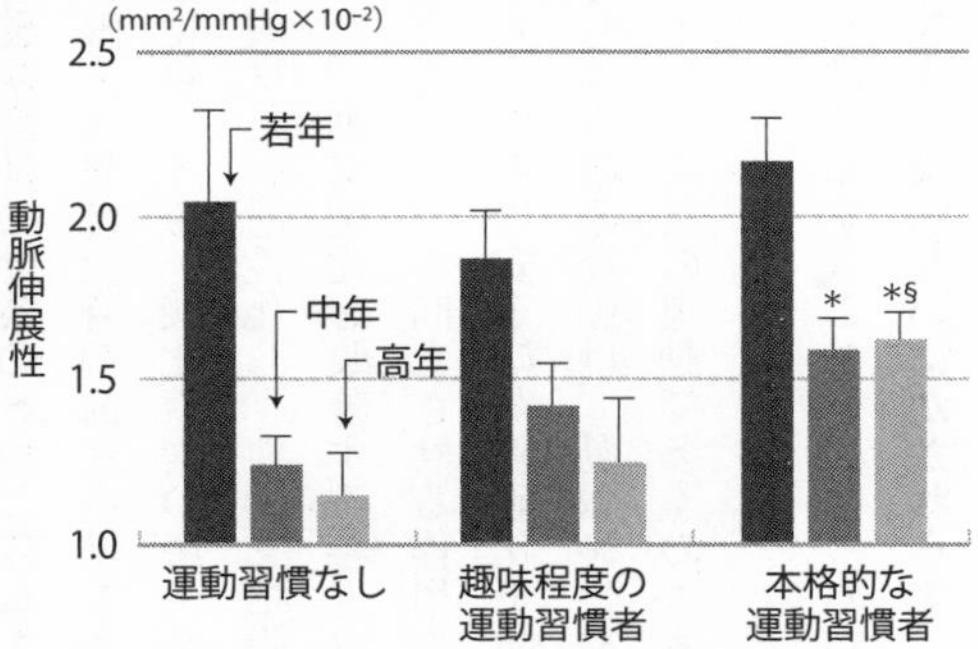

＊：運動習慣なしと比べて有意に伸展性が高い
§：趣味程度の運動習慣者と比べて有意に伸展性が高い
注）T の部分は標準偏差を示す

出典）Tanakaら、2000より改変

図10 3か月の有酸素運動実施による動脈伸展性の変化

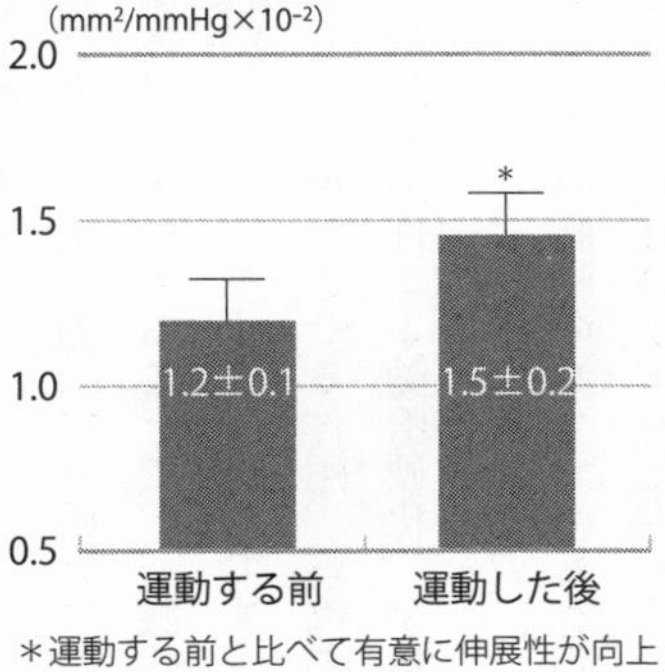

＊運動する前と比べて有意に伸展性が向上
注）T の部分は標準偏差を示す

出典）Tanakaら、2000より改変

●有酸素運動の効果のメカニズム1——運動の実施自体に効果がある

有酸素運動は全身の血流を増大させますが、血流が動脈壁に与える力（ずり応力）が血管拡張物質である一酸化窒素の産生を増やします。有酸素運動を継続することで、一酸化窒素の合成反応が活性化し、血管を拡張して伸展性の高い状態が維持しやすくなるのです。また、動脈硬化を改善する善玉コレステロール（ＨＤＬ）を増加させる作用、筋肉の血糖の取り込み能力を向上させる作用もあります。高血糖は動脈障害性（→動脈硬化）がありますので、血糖の安定は動脈硬化予防にもつながります。

さらに有酸素運動は、動脈硬化や糖代謝異常を誘発する「内臓脂肪の減少」にも有効です。連続的な長時間の運動で多くのエネルギーを消費するとともに脂肪の分解を促進するからです。

以上は運動することそのものの効果のメカニズムです。**要は、運動によって持久的体力が強くなる、ならないにかかわらず、運動を行うこと自体にメタボ予防の効果があるということなのです。**

●有酸素運動の効果のメカニズム2——持久的体力が上がるという点で効果がある

また、有酸素運動をしっかり行うと持久的体力が向上します。

そしてメタボリスクの一つである心不全による死亡リスクを見ると、持久的体力の高さに応じて死亡リスクが下がることが報告されています（次ページの図11）。持久的体力が10％増すごとに（正確には酸素摂取量1メッツという値。最大持久力の10％程度に相当）心不全の死亡リスクが17％下がるという報告もあります。これは、長距離を速く走れる持久的体力が高い人ほど、心不全を起こして死亡する割合が低いということ。

つまり、有酸素運動には「（持久的体力が）運動して強くなることによる効果」があるということです。持久的体力を向上させたいわけですから、運動の「強度」も非常に大切となります。同じ距離を走るなら、より速いタイムで走るほうが心疾患の罹患リスクが低下するという報告があります。

なお、厚生労働省の示す『運動基準２０１３』では、生活習慣病の罹患リスク軽減のための、持久的体力の目標値（最大酸素摂取量という値で評価）を定めています。これは疫学研究から得られた「リスクを明らかに低減させる最低値」なのですが、おおよそ日本人の平均値程度が目標値となっています。

図にも示すように持久的体力は高いほどよいのですが、**まずは「人並み以上の持久的体力**

図11｜持久的体力と心血管系疾患の累積死亡率の関係

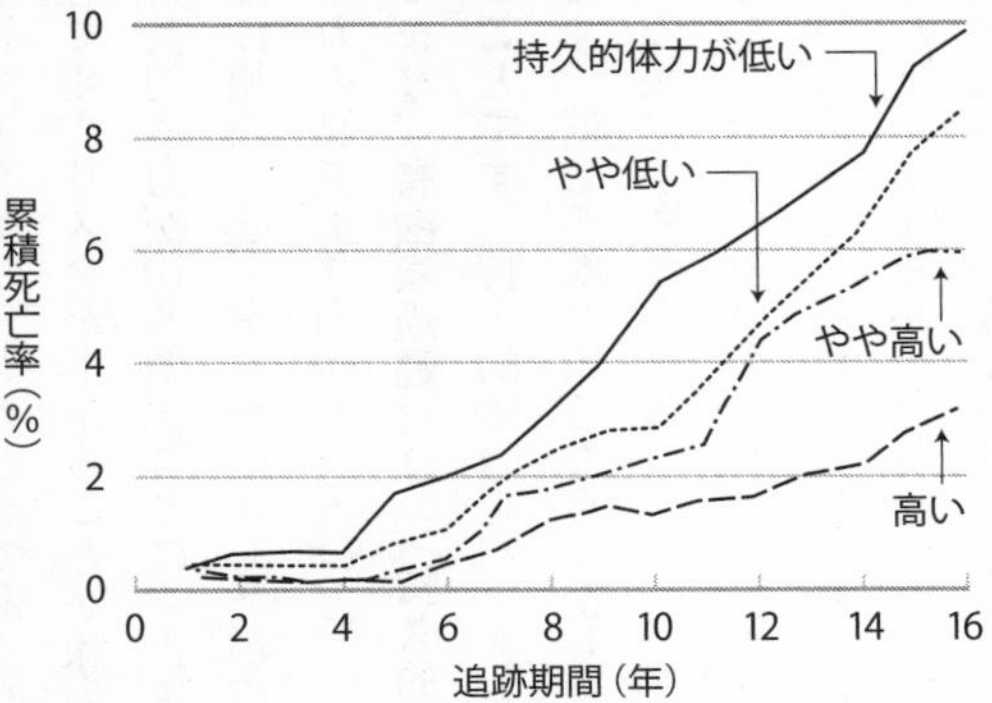

出典）Sandvikら、1993より改変

持久的体力（最大酸素摂取量で評価）が高いほど、心血管疾患の死亡リスクは低下する様子が観察されます。

を目指す」ことを目標にするとよいといえるでしょう。

なお、強くなるとリスクが下がるメカニズムですが、これには交感／副交感神経活動の変化がその一つとして関係していると考えられています。

持久的体力の向上に伴って心臓が大きく、強くなり、1回の心拍出量が増加します。

それによって、安静時の心拍数が少なくてすむようになり、結果として心拍を司《つかさど》る交感神経活動が抑制。代わりに副交感神経の活動が活発になります。

副交感神経活動は動脈の緊張を解き、

柔らかい状態を維持させ、心拍動を抑制して血圧を低下させます。また、心機能のゆとりは心臓の負担を軽減してくれます。

●〝理想的な〟運動基準――部活なみに高強度でしっかり

持久的な運動の効果のメカニズムから考えると、「持久的体力がしっかり上がる運動」が理想。では、そのためにどんな運動をすればよいのでしょうか。

アメリカスポーツ医学会（ＡＣＳＭ）で定める運動基準はかなり厳しい設定となっています。というのも「持久的体力の向上は単純に運動することより、より重要度が高い」との見解に基づくからです。強くなることをより重視しているので、体力があまり上がらない程度の運動では〝手ぬるい〟というわけです。

よく運動する人が心血管疾患にかかるリスクは、ほとんど運動しない人と比べて約30％低く、それに対し、持久的体力（最大酸素摂取量）がとても高い人は、とても低い人と比べ、リスクが約60％も低いという報告があります（いずれも五つにレベル分けした最上位グループと最下位グループの比較）。運動すること自体にも意義がありますが、それ以上に**「強くなること」がより重要だということをこのデータは示しているのです。**

ＡＣＳＭの運動基準では、「週3〜5回、息が上がる、ややきつい強度以上（心拍予備の50〜85％）の持久運動を20〜60分行う」と定めています。ちょっとした学生の部活レベルですよね。

確かにこれだけしっかり行えれば理想的ではあります。持久的体力も向上して、生活習慣病のリスクが下がるのは間違いないでしょう。

●〝現実的〟な基準——日常生活にひと工夫

しっかりと持久的体力を上げることを目指した、ＡＣＳＭの基準は、理想論としてはよいのですが、運動習慣者が20％程度しかいない（高齢者を除いた値）日本国民には、少し酷な要求に思えますよね。「しっかり有酸素」がメタボ予防に非常に効果的であることは確かですが、そう簡単に達成できる基準とはいえません。

そこで厚生労働省は、意識的な運動の実施だけでなく「歩いたり、家事をしたりといった日常の生活活動も運動のうち、そうであれば活動的に日常を過ごすことでも生活習慣病のリスクを下げられるのではないか」との視点から、身体活動量と生活習慣病リスクとの関係性を調べました。

その結果、**「日々の身体活動量の増加」も生活習慣病予防に有効であることが分かったのです。**

この基準（身体活動基準２０１３）は、生活習慣病と運動に関する疫学調査を報告した世界中の学術論文をもとにして策定されたもの。疫学とは、実際に起こった病気の発症や死亡などの状況を調査した研究のことです。

ここで定める運動量は、65歳未満の方で「週23メッツ・時の身体活動。４メッツ・時の運動（概略）」というものです。分かりやすく言い換えると、おおむね「毎日８０００～１万歩くらいの歩数になる活動的な『生活活動』を含めた身体活動と、週１回30分～１時間くらいの意図的な『運動』」となります。

厚生労働省の基準はより「現実的な基準」といえます。今の時点ではほとんど運動をしていない人でもトライできそうな、やさしい基準ですよね。

なお、65歳以上の方に対しては、「座ったままでなければどんな動きでもよいので、身体活動を40分」という基準が設けられています。

●まずはここからのスタートライン

厚生労働省の基準がどのように定められているかというと、「1、ほとんど日常から動いていない人」、および「2、ほとんど運動していない人」と比べて生活習慣病の発症リスクが下がり始める2つの「下限値」の組み合わせを、その基準としています。

家でじっとしていてほとんど動かない生活をしている人と比べて、生活習慣病の発症リスクが明らかに下がるために最低限必要な〝身体活動量〟は「1、1日の歩数なら8000～1万歩」。運動習慣のまったくない人と比べ、リスクを下げるために最低限必要となる運動量は「2、週に30分～1時間の運動」ということです。

この基準値はリスクが下がり始める、いわば最低ライン。さらに運動量を増やせばリスクはもっと下がるのですが、まずはこのラインをスタートラインとしてクリアすることを目標にしましょう、と定めたのがこの基準といえます。

注目すべきは、「意図的な運動も大事ですが、それ以上に日常生活から〝活発な身体活動を行うこと〟」を呼びかけた点にこそあります。

多くの人が、健康のため、また美容のためには運動をするべき、と思いながらもできてはいません。内閣府の調査によると、運動を習慣化できない多くの理由は「忙しくて時間がとれない」だそうです。

しかし、しっかりと運動の時間を確保できなくとも、日常から意識して活発に動くことならできますよね。それだけでも生活習慣病のリスクはある程度は下げられるのですから、まずはそこからクリアすることを目指すことをおすすめします。

●起きている時間はすべて運動時間！

私たち人間は「動物」ですから、起きている間は立ったり歩いたりと、基本的には常に「動いて」います。

ということは、毎日の通勤や通学、自転車に乗っての買い物、掃除といった生活活動も含め、起きている時間、活動時間はすべて運動なのだと考えることができますよね。

運動習慣に関係なく、日常の生活活動でよく動く人は、座りっぱなしであまり動かずに過ごしている人よりやせているという研究報告もあります。「ちりも積もれば」といいますが、日常からテキパキ動くことでも、それだけエネルギー消費は増え、やせられるというわけです。キビキビ動けたほうが気持ちもいい。仕事もプライベートもはかどって充実するはずです。

日常の生活活動も工夫次第でそれなりの運動になります。起きている間の身体活動を充実させましょう。そのためのいくつかのコツを以下に紹介していきます。

身体活動を増やすために その1 快適に動ける体はたった1分でつくれる!

●体幹コアのコンディショニングで芯からほぐす

さっそく「体をテキパキ動かそう!」と勢いよく始めたいところですが、そうはいっても、ちょっと動けばあちこちが痛み、ギシギシいうようではいきなり活動量を増やすのも困難かもしれません。まずは快適に、スムーズに動ける体へとコンディショニングをしてあげるべきです。

特にほぐして動きをよくしておきたいのは**手足の土台部分であり、体の幹に位置する体幹（胴体部分）**です。

体幹の骨格は24個の背骨とその下の骨盤からなり、その多くの関節の複合的な動きによって、本来は前後左右に大きな稼働性を持ちます。

しかし、デスクワークなどで猫背になり、背中の曲がった姿勢で固まっていたりと、普段からしっかり動かせていない場合、動きが悪く、硬くなってしまいます。背骨の関節周りの靭帯が硬く変性し、関節周辺の筋肉も凝り固まってしまうのです。

また、手足の根元に位置する肩甲骨・股関節もしっかり動かしてほぐしたいところ。**手足の土台の体幹、手足の根元の肩甲骨・股関節を合わせて、体の芯という意味でコア（core）と呼んだりします**。

コアをなすこれらの部位をよく動かしてほぐす「体幹コア体操」で、体の芯、幹からしなやかに動ける体を目指しましょう。もちろん日常の生活活動だけでなく、スポーツを行ううえでもしなやかなコアの状態にしておくことは大切です。

●丁寧なラジオ体操は、かなりすごい！

体幹、肩甲骨、股関節まわりを大きく動かす体操としておすすめなのが、皆さんもご存じ、ラジオ体操です。ラジオ体操の前後屈、横に曲げる側屈、左右にひねる回旋の3種目は特に効果的です。

もちろん、ただそのままラジオ体操を行うのではちょっと芸がありませんね。ここでは**そ**

れぞれの種目を3段階の動きに分け、一つずつを丁寧に行うというやり方で解説していきたいと思います。たとえば前後屈の場合は、

①首を前に曲げて下を向き
②背中（体幹）を丸めておへそをのぞき込み
③股関節も曲げて全身で前屈。
後ろも同様に
④首を後ろに曲げて上を向き
⑤腰に手を当てて背中（体幹）を反らし
⑥股関節も使って全身で後屈

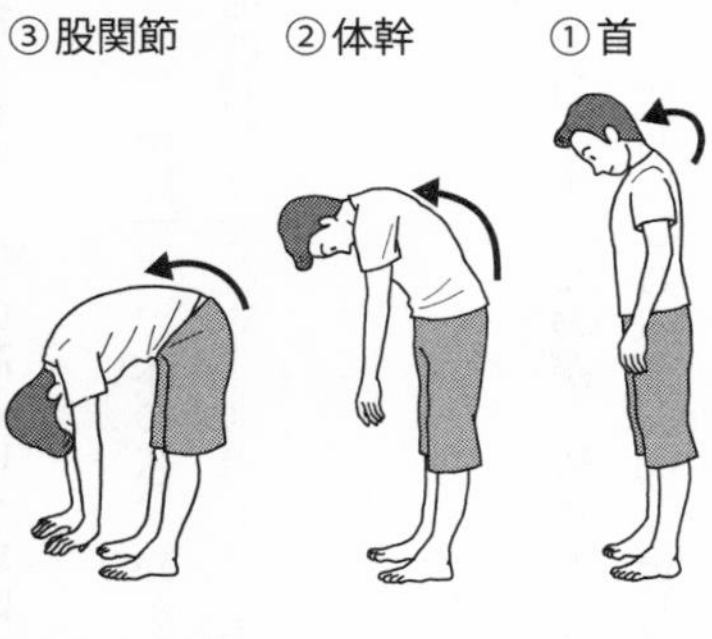

④⑤⑥も同様に、首、体幹、股関節の順で。

という具合に「首→体幹→股関節」の順に一つずつ丁寧にしっかり動作します。

この際、手の動きも重要で、大きく腕を前に出して前屈することで肩甲骨が左右に開き肩が大きく前に出ます。「肩甲骨を開く」動きです。また、腰に手を当てて後屈することで肩甲骨が中央に寄って肩が後方に引かれます。「肩甲骨を寄せる」動きです。

一つずつ丁寧に行うと、ラジオ体操って「こんなに芯・コアからしっかり動けるのか」と実感できると思います。きっちり行えば結構すごいんです。誰でも知ってる体操だからといってあなどれませんよ。

前後屈、横曲げ、回旋の3種目のやり方と動きのポイントを図説しますので、これにそって「丁寧に」行ってみてください。

特に前後屈の、後屈の動きはより丁寧に。**日常では背中を反らす動きはめったにしませんので、どうしても猫背の背中の丸まった姿勢で固まりがち**です。1日に1回も背中を反らさない、なんてことも珍しくはありませんからね。

体幹の後屈がうまくできないと、膝を曲げる動きでごまかしがちです。いかにも年寄り臭いポーズなのですが、それは体幹の動きが悪くなっている、特に高齢の方などは、自然とこのような姿勢で後屈をすることが多いからです。

この体幹コア体操は3種目全部行ってもたった1分程度。

おすすめの時間は朝です。朝に行って、快適に動ける体をつくれば、その後一日を活発に過ごしやすくなるはず。毎朝若々しく快適に動ける体に整え、テキパキと、元気ハツラツな一日をスタートさせましょう!

体幹コア体操①　大きな動作で「前後屈」

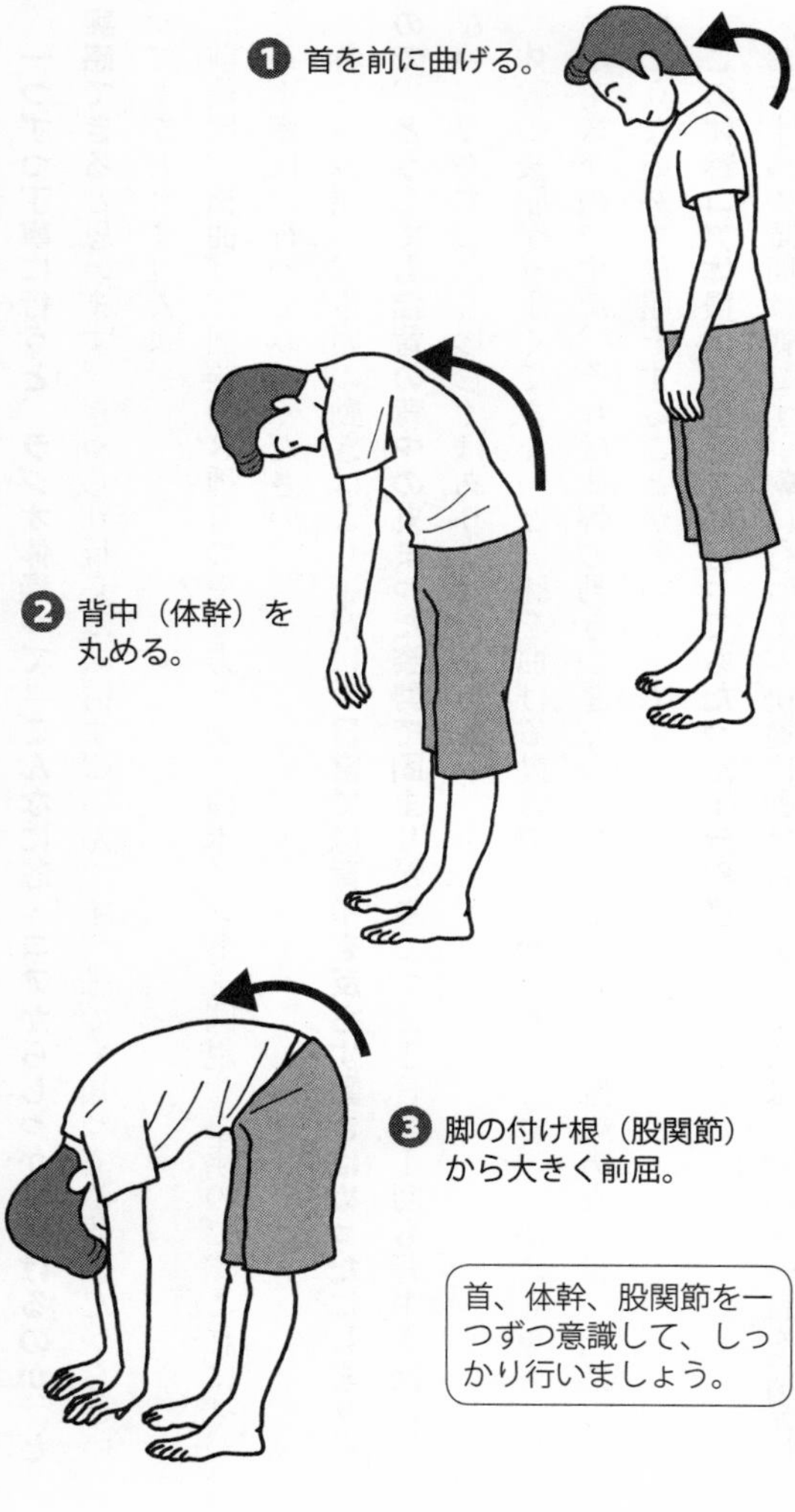
❶ 首を前に曲げる。
❷ 背中（体幹）を丸める。
❸ 脚の付け根（股関節）から大きく前屈。
首、体幹、股関節を一つずつ意識して、しっかり行いましょう。

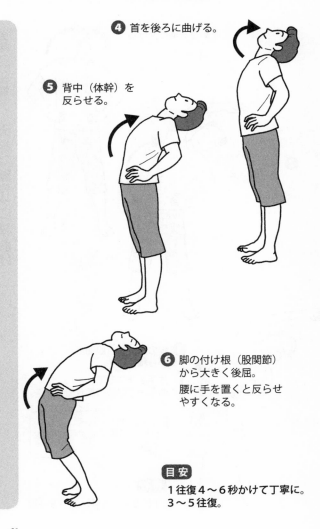

❹ 首を後ろに曲げる。

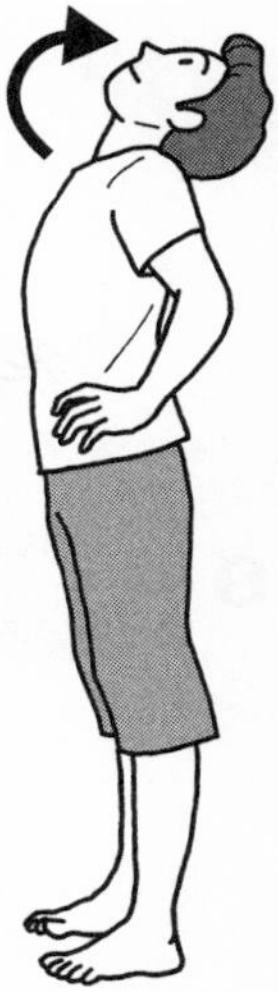

❺ 背中（体幹）を
反らせる。

❻ 脚の付け根（股関節）
から大きく後屈。

腰に手を置くと反らせ
やすくなる。

目安

1往復4～6秒かけて丁寧に。
3～5往復。

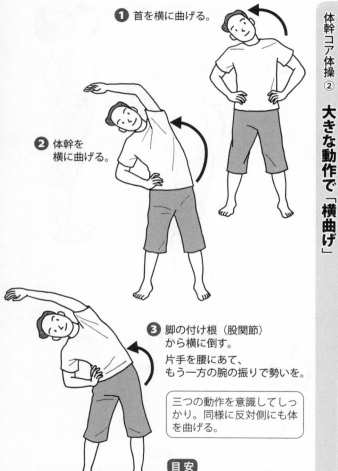

大きな動作で「横曲げ」

❶ 首を横に曲げる。

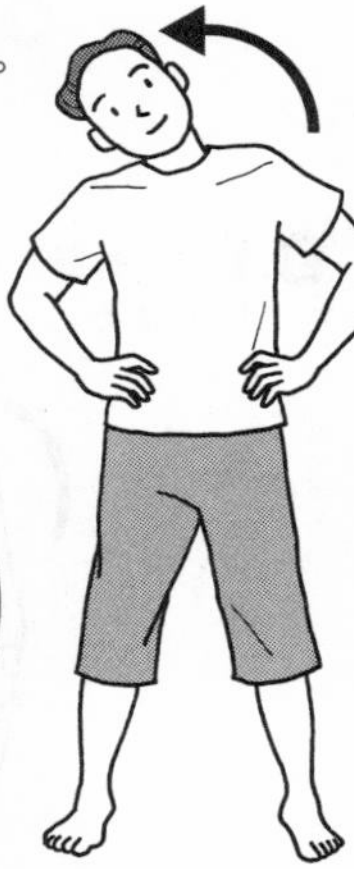

❷ 体幹を
横に曲げる。

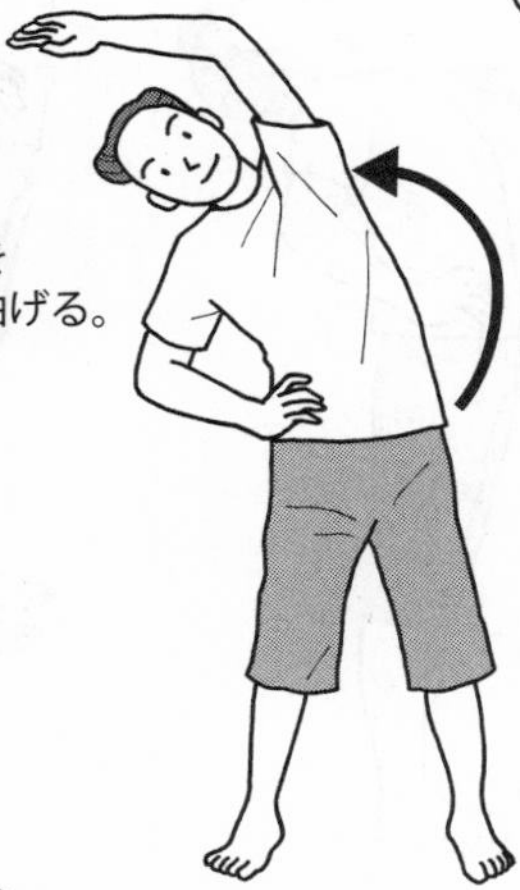

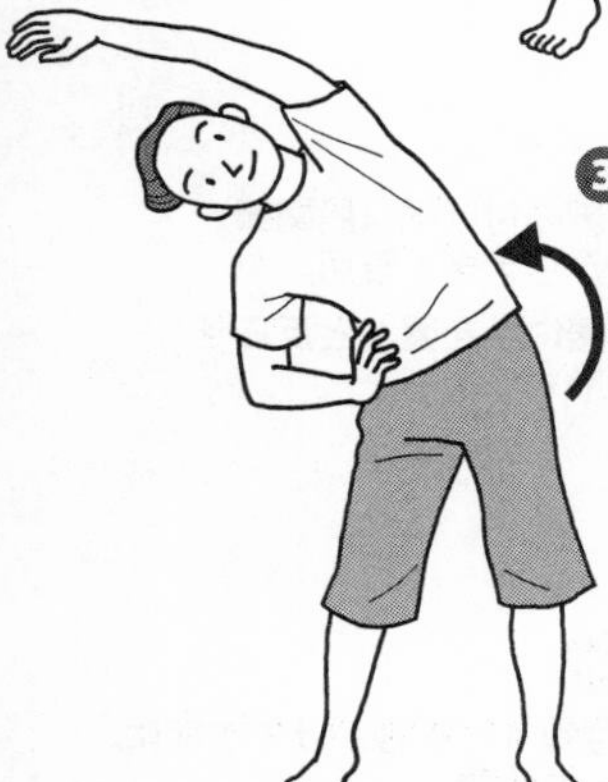

❸ 脚の付け根（股関節）
から横に倒す。

片手を腰にあて、
もう一方の腕の振りで勢いを。

三つの動作を意識してしっかり。同様に反対側にも体を曲げる。

目安

1往復4～6秒、3～5往復。

体幹コア体操③ 大きな動作で「回旋」

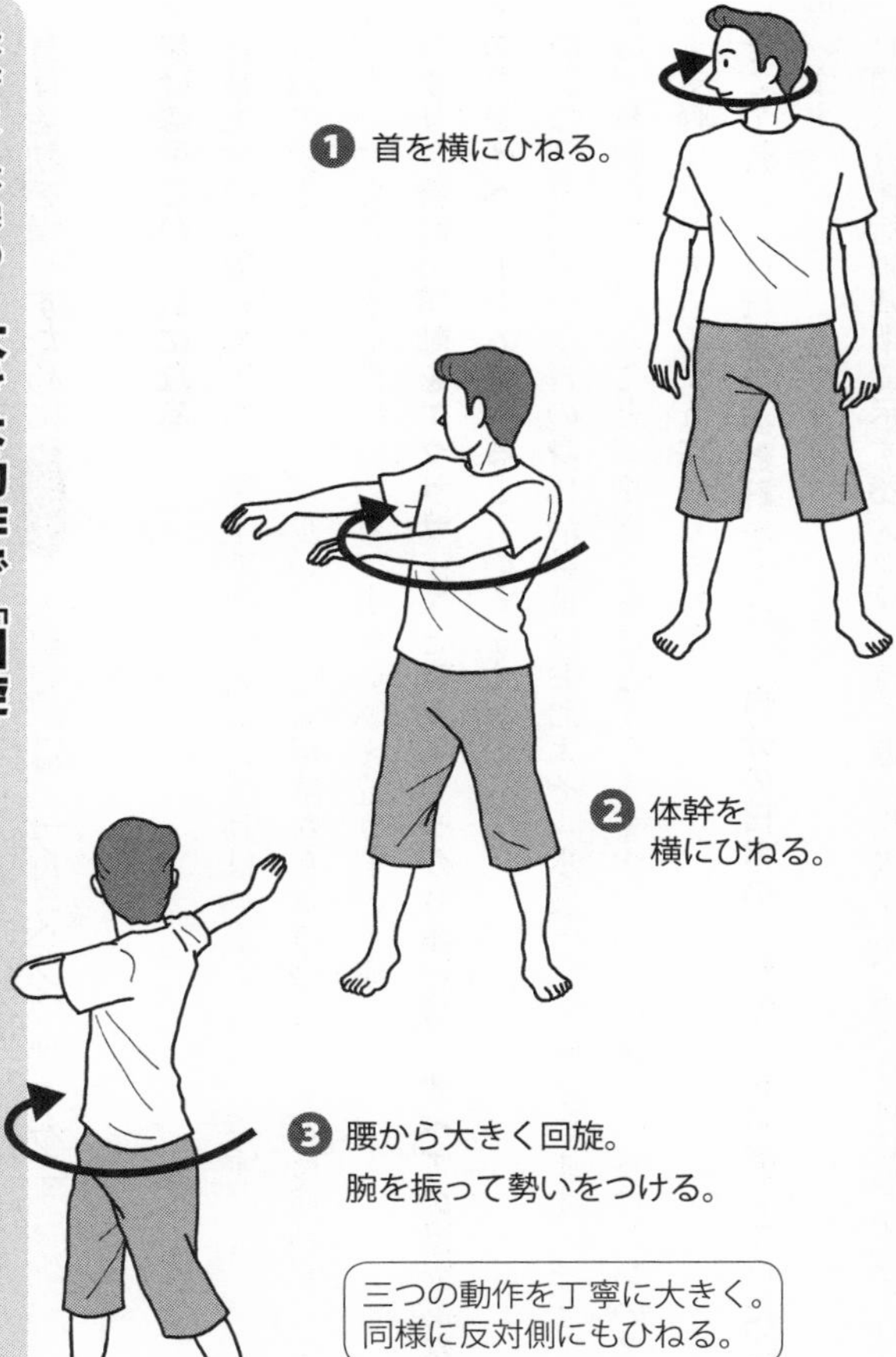

❶ 首を横にひねる。

❷ 体幹を
横にひねる。

❸ 腰から大きく回旋。
腕を振って勢いをつける。

三つの動作を丁寧に大きく。
同様に反対側にもひねる。

目安

1往復4～6秒、3～5往復。

身体活動を増やすために その2 合言葉は「ブリスクウォーク」

●歩けばそこがジムになる

日常生活の中で最もエネルギー消費の大きい活動は「歩くこと」です。

普段の歩きをキビキビ行う、歩いていける距離ならば車や電車などを使わずになるべく歩く、といったことを心がけるだけでもずいぶん違うものです。

つまり、普段の移動をエクササイズと考えてしっかり歩けば、すべての道があなたにとってのプライベートジムになるともいえますね。

特別な運動以外の1日の身体活動量はおおよそ「歩数」に反映されます。そして1日の歩数は、歩数計をつけることで把握することができます。いまはスマートフォンのアプリなどでも気軽に計測できるようになりました。

そこで皆さんには**ぜひ歩数計をつけ**、「**自分の日常の活動量**」**を把握していただきたい**と思います。

目標は身体活動基準で示す23メッツ・時／週に相当する、「8000歩から10000歩」。

自分の活動量がこの目標値に比べてどのくらいなのか、まずは知りましょう。歩数計をつけて数字を見ると「さらに歩数を増やそう」などという気持ちもわいてくるもの。歩数計をつけ、よく歩くことを意識して生活するだけで、1日の歩数が平均で2000歩ほども増えたという研究報告もあります。

●ブリスクウォークでシャキシャキ歩けば強度は2倍以上！

私たちが歩くとき、自然と「体の振り子」を利用しています。脚を振り出すときは、振り出す脚をぶら下がった振り子にし、蹴《け》り出すときは、棒が前に倒れるように、体を前に倒す、倒立振り子の揺れを利用しているのです。歩いているときというのは体という振り子の持つ揺れに自然と合わせているため、歩行動作というのは実はとても効率がよい動きなのです。

振り子の揺れ自体はエネルギー消費「ゼロ」であり、その揺れを存分に利用して、自然の速度で歩いているとき、実は私たちはエネルギー消費を抑え、ラクに進んでいるわけです。

しかし、普段の歩きよりも速くすればするほど、この振り子の力に頼れなくなるので、ぐんと運動効果が上がるのです（次ページの図12）。

図12｜歩行速度とエネルギー効率

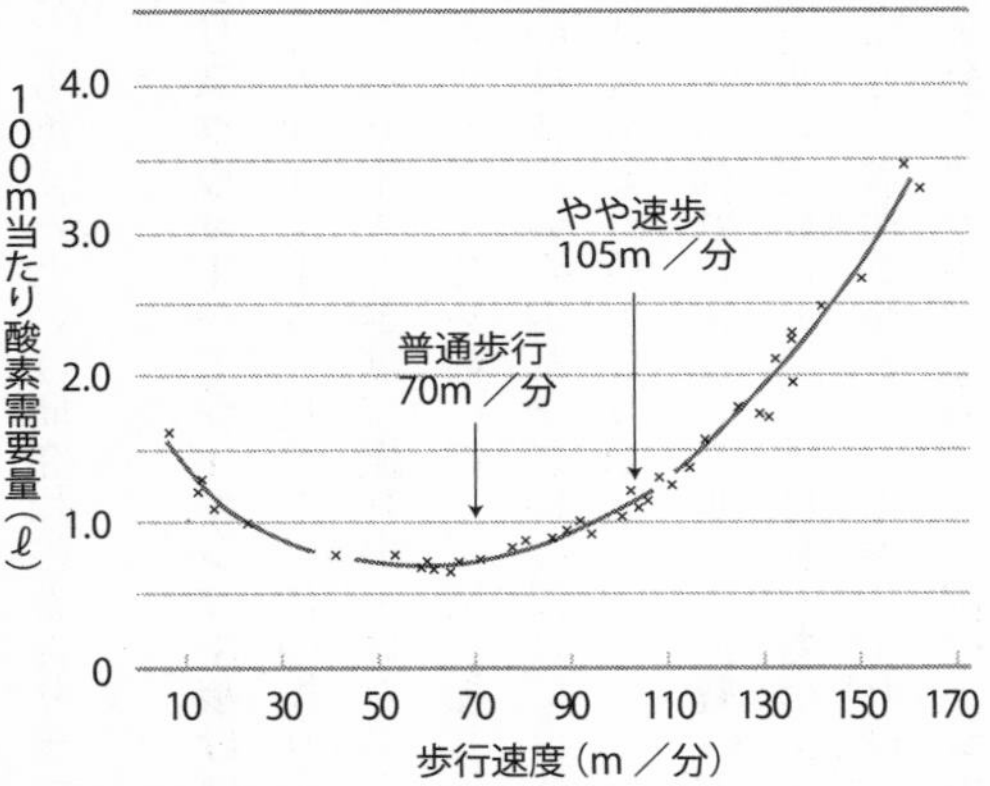

＊70m/分の通常歩行よりも1.5倍のスピードの105m/分の速歩のほうがエネルギー効率が約1.6倍悪い（0.8ℓ/100m→1.25ℓ/100m）。つまり運動の強度は、1.5倍速い×約1.6倍の高燃費で約2.4倍になります。

出典）Leeら、2012より改変

たとえば通常歩行の70m／分を1・5倍のスピードに上げたとします。やや足早にシャキシャキ歩くくらいでしょうか。

この場合、エネルギー効率は1・6倍ほど落ちます。これは、同じ距離歩いた場合のエネルギー消費が1・6倍になるということ。そして歩くスピードが1・5倍ですから、**おおよそ1・5×1・6で、なんと約2・4倍の運動の強度ということになるのです。**

手足をしっかり振って元気よく歩くこと、これを英語ではブリスクウォーク（brisk walk：活発な歩き）といいます。

同じ歩くなら、手足をしっかり大きく振って「少し足早」に、ブリスクに歩くことを心がけるとよいでしょう。それによって、普通歩行の2倍以上の強度をもつ、立派な運動に生まれ変わるのです。

歩く用事はいくらでもあります。ブリスクウォークを合言葉に、普段からシャキシャキ元気よく歩きましょう。また、生活活動の歩行以外に、運動としてウォーキングを行う際にも、もちろんブリスクに。

日本人は膝先ばかりでちょこちょこと小さく歩く、と外国の方からいわれることがあります。脚をつけ根の股関節から、大きく振り出すことをぜひ意識してください。

身体活動を増やすために その3 「よいしょ!」で体は若返る

●階段は「バネ」を使ってスイスイ上る

普段の生活で、階段を積極的に使うこともとてもおすすめです。

2階や3階くらいまでならエレベーターやエスカレーターではなく階段を使いましょう。

とはいえ、「階段を積極的に」といわれても、あまり体を動かしていなかったり、エレベーターに慣れすぎた人にとっては簡単ではないかもしれません。

そこで、階段をスイスイ上るのに役立つ、ちょっとした体の動かし方のコツを紹介しましょう。**筋肉、腱のバネを利用した「反動動作」を使った階段の上り方です。**

私たちの筋肉・腱には、弾性力、つまりバネ作用があります。これを上手に使うと、体を要領よくダイナミックに動かせるようになります。このバネ作用を生み出すのが「反動」を使った動きです。

●「よいしょ！」はどんどん使え

分かりやすい例として、まず椅子からの立ち上がり動作で説明しましょう。

椅子から立ち上がるときは、必ず一度お辞儀をするように上体を前にかがめてから立ち上がります。

体を起こす前に、自然と私たちはそれと反対の前にかがむ動きをとるのです。**これこそが「反動」です。**

前にかがめる下向きの力を筋肉、腱のバネ作用で上向きに返すため、スッと体を起こして立ち上がることができます（図13）。

図13｜反動を使った椅子での「よいしょ！」

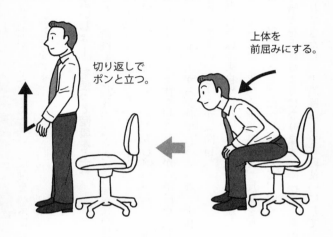

バネを使った反動動作のポイントは、お辞儀をしてから体を起こす動作へと「動きを切りかえす瞬間」にポンと力を出すことです。「よいしょ！」という声が出ることがありますが、**切りかえしで強い力を発揮するときに、つい声が出るのです。**

ですから、「よいしょ！」は、反動を使った動きでうまく力を発揮するためのかけ声といえます。年寄りくさいと思わないでください。むしろその声こそ、活動的に体を動かせている証拠。「よいしょ！」をどんどん使っていただきたいと思います。

試しに、この反動動作を少し大げさに

して立ち上がってみてください。反動をバネにしてすっと立ち上がるという感覚がよくお分かりになるはずです。

●「よいしょ！」を使って階段を上れ

そして階段を上る動作。こちらでも同様に反動で、腱のバネを利用できます。もちろん「よいしょ！」のかけ声はとても有効です。

まず、前足を着地するとき少し前かがみに上体を倒しましょう。そこから「よいしょ！」と切りかえして、上体を起こしながら階段を上ります。

椅子から立ち上がる動作で行うような、上体を前後に振る動きを交ぜた歩き方とでもいえば分かりやすいでしょうか（図14）。

反動動作は本来自然に行うものなので意識しませんが、2段跳ばしや3段跳ばしにチャレンジしてみれば、上体を前後させて、反動を使っていることが実感できるはずです。

この反動の動きを普段から意識して、強めにできるようになれば、ずいぶんラクにスイスイと階段を上れるようになります。階段を上るのも楽しくなる（？）でしょう。

慣れてきたら、1段跳ばしを普段使いにしてみてはいかがでしょうか。ただし、階段を踏

図14「よいしょ！」を使った階段の上り方

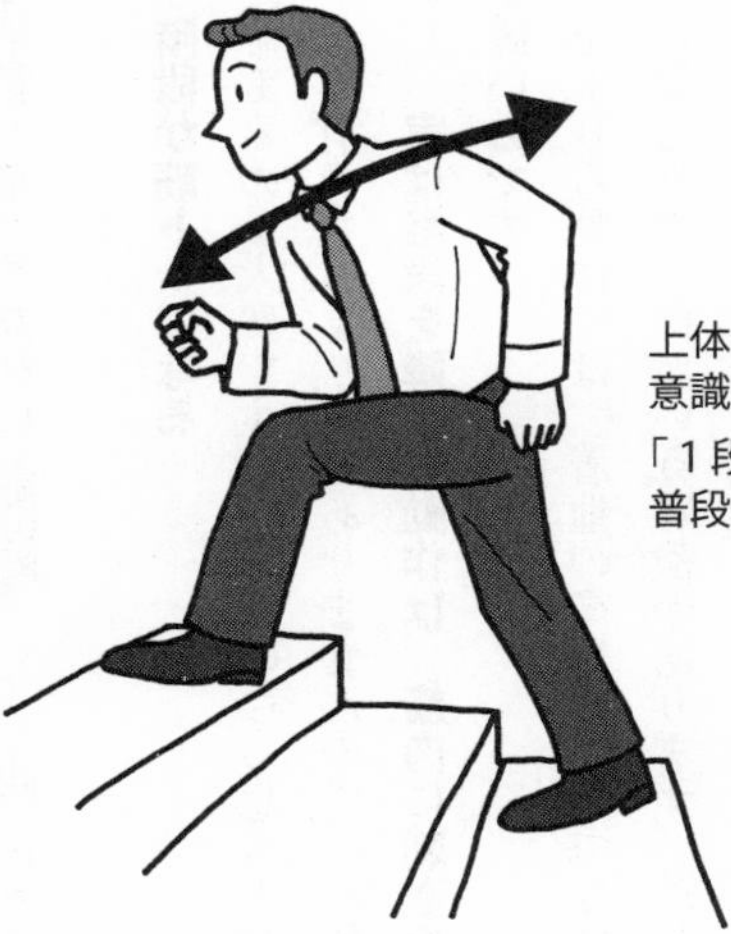
上体を前後に振ることを
意識する。
「１段跳ばし」を
普段使いに！

み外せば思わぬ事故につながります。十分に気をつけて行ってください。特に雨で滑りやすいときの階段などでは絶対にやらないこと。

なお、人前で「よいしょ！」はちょっと気恥ずかしいかもしれませんね。そのときはやむを得ません、心の中でつぶやきながら階段を上るようにしてみてください。

身体活動を増やすために その4 下り階段を有効に使おう

●下り階段が筋トレになる

階段を上るのは大変ですが、下るのなら息も上がらないし、割合楽にできますよね。実際、エネルギー消費もあまり多くありませんので、有酸素運動としての効果は弱くなります。しかし、**実は階段を降りる動作は、筋肉に刺激を与える筋力トレーニングとしての効果が意外と高いのです**。

階段を下りる動作では、着地の衝撃を筋肉で受け止めます。そのダメージで、筋肉に微細な損傷が起こりやすいという特徴があります。これが「筋肉痛」の原因となります。

実験で階段を上り続ける運動と下り続ける運動を比べてみると、翌日に強い筋肉痛を起こすのは階段を下り続けたほうなのです。この筋肉痛を引き起こす階段下りの刺激が、筋肉を発達させる有効な刺激の一つになるのです。

●糖尿予防にも効果的

階段を下りる運動を続けると、耐糖能という、血糖値の上昇を抑える働きが高まるという報告があります。これは着地動作において、速筋といわれる筋肉がよく使われることと関係しています。

筋肉の細胞には速筋と遅筋の二つがあり、平均として、5対5くらいの割合で構成されています。そして着地の衝撃を受け止める運動では速筋が優先的に使われます。というのも、着地のような動きは「とっさに体を守るとき」に必要な動作でもあるからです。つまり、素早く力を発揮できる速筋の出番となるのです。

そして**速筋は糖質利用能力が高いため、速筋を鍛えることは糖尿病予防、改善に効果的となるのです**。

駅などを歩いていると、階段はすいているのに、横にある下りのエスカレーターに行列ができている様子を見かけることがあります。

これはせっかくの運動の機会を逸しているわけでほんとうにもったいない。特に下りのエスカレーターの順番を並んで待つくらいなら、喜んで階段を使いましょう。

なお、階段を下りる動作は関節などへの衝撃が強く、膝や足首を痛めやすいという問題もあります。気になる場合はスピードをやや遅くして、一歩一歩確実に下りるようにしましょう。

筋肉への刺激という点でもゆっくりと丁寧に下りたほうが、しっかりと筋肉に負荷がかけられるので効果があがります。

身体活動を増やすために その5 過去の栄光より今の自分

運動効果は貯金できないという話を41ページのコラムに載せましたが、若いころにスポーツマンでならした人ほど、そのときの栄光から生まれたプライドが邪魔をしている場合が多いように見受けられます。

本格的にトレーニングをしていたことのある人にとって、「健康のための運動」はぬるくばかばかしいものに見える場合がしばしばあるのでしょうか。

「俺は本気を出せばいつでも昔の引き締まった体に戻せる」。そんなことをいいながら、運動らしい運動も、日常から活動的に動くこともしない。

ハードな運動をしていたころほどではないにしても、食事は運動量に見合わない量をしっかり食べている。そして結果は……立派なメタボ体形に甘んじることになってしまうわけです。

思い当たる方はいらっしゃいませんか？　**「本気を出せば……」、そんな言葉を発したことはありませんか？**

ぬるくばかばかしく見える「健康のための運動・生活活動」さえもできていなければ、昔はどうあれ、今は現実として、ただのメタボおじさんです。過去の栄光にすがったところで、内臓脂肪は1gも減りません。血圧も中性脂肪濃度もまったく改善しないのです。

過去の自分は今の自分ではありません。素直に今の自分という現実と向き合ってください。

「本気を出せば……」という言葉はもう二度と発しないでください。

本気を出す前に、ぬるくばかばかしいと思うかもしれませんが、まずは「健康のための運動・生活活動」から始めましょう。

もちろん本気で昔の自分を目指せるなら、もちろんそれは結構なことでしょう。ただし、ブランクもありますし、老化もそれなりに進んでいるはずです。無理せず徐々に体を慣らして取り組むことをおすすめします。

●キビキビ動けるようになったら、理想的基準にチャレンジ！

「よいしょ！」でキビキビと体を動かし、「1日1万歩」くらいはラクに達成できるようになったら、今度はしっかりとした運動で、よりリスクの少ない強い体づくりを始めましょう。**もちろん減量やスタイル改善、見た目の若返りの効果もさらに大きくなります。**

目標の目安はACSMの理想的基準。

思い出してください。「週3〜5回、息が上がるややきつい強度以上（心拍予備の50〜80%以上）の持久運動を20〜60分以上」です。

メタボ予防に特に効果が高いのはジョギングなどの有酸素運動。無理なくできるものとして、ウォーキングから始めてもいいでしょう。

もちろんテニスなどのレクリエーションスポーツも、少なくとも息が上がるくらいの強度で、20分以上続けて行えるものならOKです。

ウォーキングの場合は、しっかり大きく手足を振って息がはずむくらいの強度、ブリスクウォークで行いましょう。そうしないと、ACSMの基準で示す心拍予備の50%を超えることはできません。心拍予備の計算法は次ページの表をご参照のこと。

心拍予備計算法：目標の心拍予備(%)となる心拍数の算出法
{(220 − 年齢) − 安静時心拍数} ×（目標心拍予備〔%〕÷ 100）＋ 安静時心拍数 ＝ 目標心拍数 ※220 − 年齢は最大心拍数。運動時の心拍数から心拍予備〔%〕を算出する場合はこれの逆算。 例：40歳、安静時心拍数70拍/分、目標心拍予備50%の場合 {(220 − 40) − 70} ×（50 ÷ 100）＋ 70 ＝ 125拍/分

●「しっかり有酸素」は効果絶大。ただし無理は禁物

「しっかり有酸素」はメタボリスクを強力に抑える合言葉ともいえます。ただし無理は禁物であることも忘れてはいけません。**有酸素運動は無理がすぎると、極めて希《まれ》ではありますが、心不全などの致命的な事故を起こすことがあります。**

運動を行った際、心臓のあたりに痛みや違和感を覚えるときは無理せず、すぐに中止しましょう。体調の悪いときは、中止するか強度と量を落とします。また、脱水は循環血の不足から心不全につながりやすいので水分補給は怠らないようにしましょう。

東京マラソンに参加したお笑い芸人の松村邦洋さんが、心室細動を起こし一時的に心肺停止になったのは記憶に新しいところ。このときは大きなマラソン大会だったこともあって救急の対応がよく、大事に至らずにすみましたが、いつでも万全の対応で救命処置をしてもらえるとは限りません。

そしてもう一つ無理がきかないことがあります。それは関節の消耗です。

●関節は消耗品だと理解しよう

体は「筋肉」を使い、「骨」を「関節」まわりに動かすことで動作します。

このうちの筋肉と骨、実はこの二つは何歳になっても鍛えれば強くなります。しかし関節は、強くならないわけではありませんが、極めて回復が遅く、酷使することで消耗しやすい部位であることをよく知っておく必要があります。

その理由は、関節内には血管が走っておらず、新陳代謝（構成組織の入れ替わり）が非常に遅いことにあります。新陳代謝が遅いということは、酷使されると回復が追いつかなくなるということ。そして痛めてしまうとなかなか治りません。

最もよく行われる有酸素運動といえばジョギングですが、ジョギングは着地の衝撃が結構強い、ハイインパクトな運動でもあります。

着地の衝撃は一般的なジョギングで、体重のおよそ3～4倍。普通歩行の1・5倍程度と比べるとかなり大きいことが分かります。

ジョギングのような運動を週60分以上行っている人では、週15分未満の人に比べて、膝関節の骨棘(変形性膝関節症の診断指標の一つ)が形成されている人の割合が、3・5倍もあったという研究報告もあります。

「鍛えれば強くなる、鍛えていればいつまでも元気で若いときと変わらずいられる」という話は、関節には残念ながら当てはまりません。

このことは、よく運動をしている人が陥りがちな典型的な落とし穴といえます。消耗品である関節をいたわり、無理のない運動をするようにしなければいけません。

●関節への負担を減らす工夫

ジョギングのようなハイインパクト運動は、膝や足首などの関節への負担が大きくなります。ですから、関節への負担を軽減する工夫をしなければいけません。

まず衝撃を受け止める靴は、底の厚い、衝撃吸収性のよいものを選びましょう。レース用にスピードを追求したシューズなどは軽くてよいのですが、普段使いでは使わないほうが賢明です。

走るところも、可能であればアスファルトよりも柔らかい、土や芝生の上、もしくはランニングマシン(トレッドミル)を利用します。ランニングマシン上はアスファルトよりもかなり柔らかくできていて関節にやさしい場所です。

下り坂は飛ばさず、ゆっくり走るようにしましょう。ジグザグ走行をすれば傾斜をゆるくすることができます。ただし、車や自転車など周りの交通状況に十分気をつけて。

なお、自転車や水泳などの運動なら、関節への負担が極めて小さく、ローインパクトな運動になります。ハイインパクトなジョギングだけでなく、別のローインパクトな運動に一部切り替えれば関節の負担をそれだけ減らせます。

また、**痛みがあれば絶対に無理をしない。**

痛みの出ない頻度、強度、量で行う。ジョギングをこれから始めるという人はいきなり長距離を走らずに、短い距離、ゆっくりしたスピードから始めて徐々に関節（だけではありませんが）を慣らしていく、といった気遣いもとても重要です。

●おすすめのランニングフォーム

関節への負担を減らす、おすすめのランニングフォームを紹介しましょう。

走り方にもいろいろなスタイルがありますが、**ここでは膝などへの負担が小さい「ちょこまか走り」をおすすめします。**

ちょこまか走りとは、足を遠く前に出さずに自分の近くにつくようにした走り方。ウォーキングの場合は大股で歩くことが推奨されますが、ジョギングでは大股でストライドを延ばすと着地の衝撃が強くなりすぎてしまうのです。

「カカトから接地」しようとすると自然と足が強く前に出ますので、「足の裏全体で接地」するように意識します。足を大きく出さない分ストライドが減りますので、その分ピッチを上げるようにしましょう。

図15　ちょこまか走りのススメ

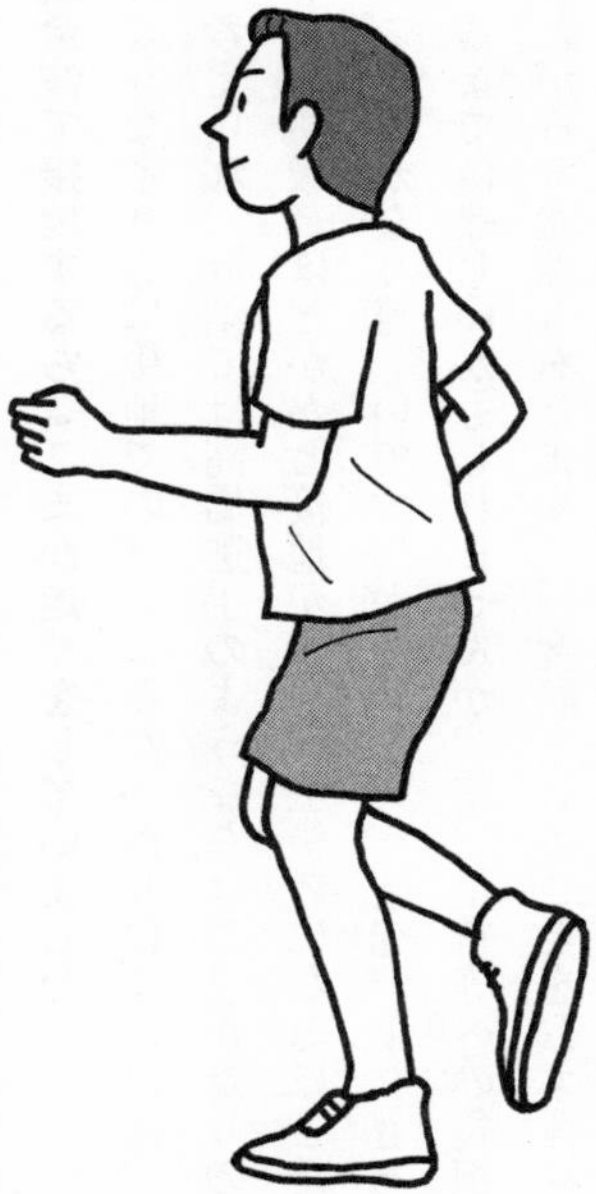

足は大きく踏み出すのではなく、足裏全体での接地を意識する。

ピッチはなるべく上げる。

実はマラソンの金メダリスト、Qちゃんこと高橋尚子選手も、足をあまり前に振り出さず、足の裏全体で接地するちょこまか走りをしていました。

このような走り方は接地でのブレーキがかかりにくいため、走行のエネルギー効率がよくなると考えられ、近年では高橋選手のようなちょこまか走りの選手が増えています。

マラソン初級者ほどかかと接地が多く、上級者になるほど足裏全体での着地やつま先での接地（これはかなり難しいです）が多いという研究データもあります。

慣れるまでは難しいかもしれませんが、膝、足首等への負担が小さく、効率のよさからタイムが上がる可能性もあります。一度試されることをおすすめします。

また、近年はかかとをつかずにつま先だけ接地する「フォアフット」で走るランナーも増えています。これは短距離走で使われる走り方なのですが、長距離も同様の走り方をするほうがエネルギー効率がよく、膝などへの負担を小さく走ることができます。

ただし慣れるのにかなりの時間がかかりますので、試したい人は徐々にかかとをつけず、走れる距離を伸ばしていくと良いでしょう。

コラム❹ 地方の人ほど肥満率が高い理由

本文で触れたように、日常の生活活動も運動のうち。

ですから日常から活動的によく動くこと、とりわけ生活の中でよく歩くことも大事なのですが、実はここにはかなりの地域差というものが存在しています。

日常的な身体活動量の指標である1日当たりの歩数の県別データを見ると（男性データ）、神奈川、兵庫、東京、大阪といった都市部が8000歩を超える高い値で上位を占めています。対して、6500歩以下の低い値の下位グループには、高知、山形、徳島といったやや田舎（すみません）の県が並んでいます。そして歩数の少ない県ほど肥満者の割合が高いというデータもあります（食育白書、2008年より）。

地方の歩数が少ない主原因、それはズバリ車社会です。

鉄道が発達していない地域であれば車を利用するのは仕方ないことですが、「車に依存」しすぎていては問題があります。

大げさな話ではなく、私の住む和歌山県岩出市では、向かう先が200m離れていれば、まず車に乗ります。歩くという選択肢が、はなから頭にありません。100m先まで車で行くことも珍しくないくらいです。

これは「車病（車依存症）」ともいえるでしょう。

車に依存しすぎず、歩ける距離は歩いていただきたい。それが健康な体、カッコいい体づくりにもつながるはずです。

CO_2排出量も減れば地球温暖化も避けられます。すばらしくはないですか？

コラム❺

颯爽とした身のこなしこそ、真のオシャレです

普段の歩行をアクティブにするうえで、歩きやすいシューズや服装を選ぶことも大事です。

フォーマルな革靴はソールが硬く、やや歩きにくいものが多いです。女性の履くハイヒールなどは歩きにくいだけでなく、足指などの関節にも影響を及ぼしたり、ひねってねんざを引き起こす原因になることもあります。

見た目ももちろん大事ですが、履き心地、歩きやすさはそれ以上に重要ではないでしょうか。

ファッション評論家のピーコさんが、「オシャレは我慢、オシャレに暑い寒いはない」とおっしゃっていました。使い心地より見た目が大事という意味でしょう。もちろん、目いっぱいのおしゃれで勝負をするべきときもあります。しかし、あくまで日常生活においてはピーコ理論を当てはめるべきではありません。

快適な履き心地のよいシューズでテキパキ動く。もしくは動きやすいウエアを着こな

す。そんな姿も、それはそれでとても素敵です。もしくはそれで颯爽とした身のこなしをするほうが、ずっとオシャレでカッコいいともいえるのではないでしょうか。

コラム❻　リュックサックで歩行速度を上げよう

さてここまでですでに触れたとおり、歩行は日常の生活活動の中で最もエネルギー消費の大きい動作。これを活用しない手はありません。

特に腕をしっかり振っての歩行は手軽ですしエクササイズとしてもかなり有効です。腕の振りは、右手を降り出したなら左足が前に行く、というように、足とは反対に動きますが、この腕を振る動きがその反作用で、キック力を強めているのです。これを運動量内部保存則といいます。

腕の振りを強くすればするほど、反作用でキック力が増し、運動の強度が上がる。当然、歩くスピードも上がります。短距離を走る陸上選手の上半身の筋肉がすごいのもこのためです。100メートル走の世界新記録を持つ、ウサイン・ボルト選手の腕の振りはとても力強いですよね。

普段から腕の振りを意識して、しっかり大きく振って歩く。その際、カバン選びも重要なポイントになります。

通勤の定番である手提げのカバンでは、片腕がふさがるので、腕を振りにくくなります。そこでリュックサックや、肩かけカバンを斜めにかけて使うことをおすすめします。いまではビジネスにも使えるおしゃれなタイプのものも、たくさんあります。

腕を振って颯爽とテキパキ歩きたい私は、断然「リュック推奨派」なのです。

コラム❼ 猫背矯正の便利グッズ

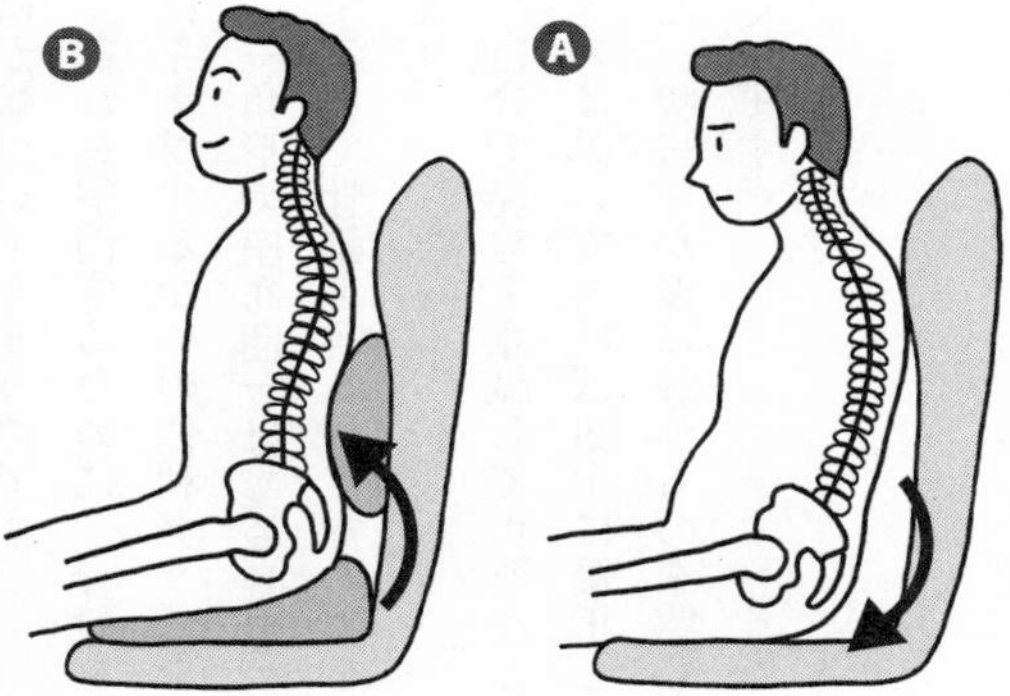

快適に、元気に動ける体でいるためには、肩こり・腰痛知らずであることも重要です。肩こり、腰痛の主な原因の一つに、猫背などの姿勢の悪さがあります。

椅子に座った姿勢では、太ももが前に出るために、その上の骨盤は後ろに傾きやすくなります。そうすると、骨盤の上に連なる背骨全体も後ろに曲がり、イラストⒶのような背中の丸まった猫背の形に。さらにPC作業などのデスクワークでは、モニターをのぞいたり、下を向くために、首が前に出て、さらに猫背を助長します。こういった姿勢で座り続けていると、背中の曲がった猫背の姿勢が癖づいてしまうのです。

これを解消するために、骨盤を後ろに傾けず、イラストⒷのようにしっかり立てた形にキープするための便利グッズを使うのも一つの手です。これはなかなかに使えますよ。「三角形の座布団」は座る骨盤の角度を前に傾けてくれます。「腰当て」は腰を前に押すことで骨盤を起こして背すじを伸ばしてくれます。マッサージ機能付きのものもあります。

自分で姿勢を意識して正そうと思っても、どうしても忘れがち。その点、これらのグッズは置いておけば勝手に矯正してくれるので、矯正をし忘れることがありません。また、腰当てが腰に触れるのを感じることで、よい姿勢をとるべきことを思い出させてもくれます。

3章

「ロコモ」は
30代から始まっている

●メタボの次のキーワード、それは「ロコモ」

生活習慣病リスクの高まる中年世代を主な対象とするメタボ。そのメタボの先には、ロコモティブシンドローム、略して「ロコモ」という問題が「待ち構えて」います。

ロコモティブシンドロームとは、運動器症候群のこと。「筋肉、神経（主にバランス制御）、関節、骨といった、**身体を動かす「運動器」の加齢に伴う衰えによって、自立した生活が困難になり、要介護となる危険性の高い状態**」のことをいいます。

運動器の中でもとりわけ重要となるのは、身体を動かす力を発揮する筋肉です。何よりもまず「筋力」がある程度強くなければ、身体を元気に動かすことができません。

ロコモ予防のキーとなる筋力ですが、特別に対策をしなければ、80歳を超えるくらいになると、自力で立つ・歩くことが困難になる人が増えてきます。

そして筋肉の衰え、これは30代くらいから始まります。ですので、若い世代にとっても決してロコモは他人事ではないのです。

強い筋力を保ち、元気にテキパキ動ける人は、カッコいいもの。そして**カッコいい人というのは不思議と老け込みません。**

ヨボヨボと早々に老け込んでしまうか、いつまでもシャキッとカッコよく若々しくいるかはその人次第。どうせなら後者でありたいですよね。

●老いは足元からやってくる

加齢に伴って筋肉がやせ衰えていくことを「加齢性筋萎縮症」、「サルコペニア」といいます。なんだか恐ろしい響きですね。

そしてサルコペニアはやっかいなことに、体重を支える下半身の筋肉や、姿勢を支える腹筋群、背筋群といった「日常生活に直結した筋肉」において激しく進行します。**元気に日常生活を自立して過ごすための大事な筋肉ほど衰えやすいのです。**

たとえば、体重を支える太ももの前の筋肉では、30歳代くらいから萎縮し始め、80歳くらいまでに、平均して20歳代の半分程度にまで筋肉が細くなります。

筋力の強さは主に筋肉の太さで決まりますので80歳で脚の筋力は半分になってしまう計算になります。太さ以外の要因もあるので正確には半分以下ですが。

ということは、若いころに片足で立ち上がれないくらいの筋力しかない人は「特に対策をしていなければ」80歳になったときには自立して生活するのが困難になる、と言い換えられるでしょう。70歳まで働かなければならない時代に、これはとても不安な予測です。

脚の筋肉の衰えは特に顕著であるうえに生活機能と直結します。その衰えを自覚しやすいことから、「老いは足元からやってくる」などといわれます。「足腰を鍛えていつまでも元気に」などというのも、足腰の衰えが高齢者から元気さを奪うからに相違ありません。

それゆえいつまでも活動的で元気に過ごすためには、サルコペニア、特に脚の筋肉のサルコペニアをいかに防ぐかが極めて重要となるのです。

●サルコペニアで筋肉が〝死んで〟いく

筋肉は筋線維という、細長い紐《ひも》状の細胞が束になってできています。サルコペニアでは、この細胞1本1本が細く萎縮するだけではなく、細胞の「数」も減少していきます。

前述のとおり、太ももの前の筋肉は80歳までに20〜30代のころの半分程度の太さまで萎縮し、このとき筋肉の細胞数はおよそ60％にまで減少します（図16）。加齢による筋肉の萎縮は、主に細胞数の減少によって起こるのです。

体の組織は、古い細胞が死んで新しい細胞に「入れ替わる」ものと思われている方が多いかもしれません。が、**実はすべての組織が入れ替わりを繰り返す再生系の組織ではありませ**

ん。

筋肉は少なからず再生機能を有してはいますが、基本的には生まれながらの細胞が死ぬまで存在する、非再生系の組織です。脳細胞などの神経細胞もそうですね。

つまり、**サルコペニアによる筋肉の細胞数の減少とは、細胞が「死滅」していくことを意味します。**60％に減るとは40％が死滅するということ。そして死んだ細胞が生き返ることはないのです。

図16｜太もも前面の外側広筋の筋細胞数の加齢変化

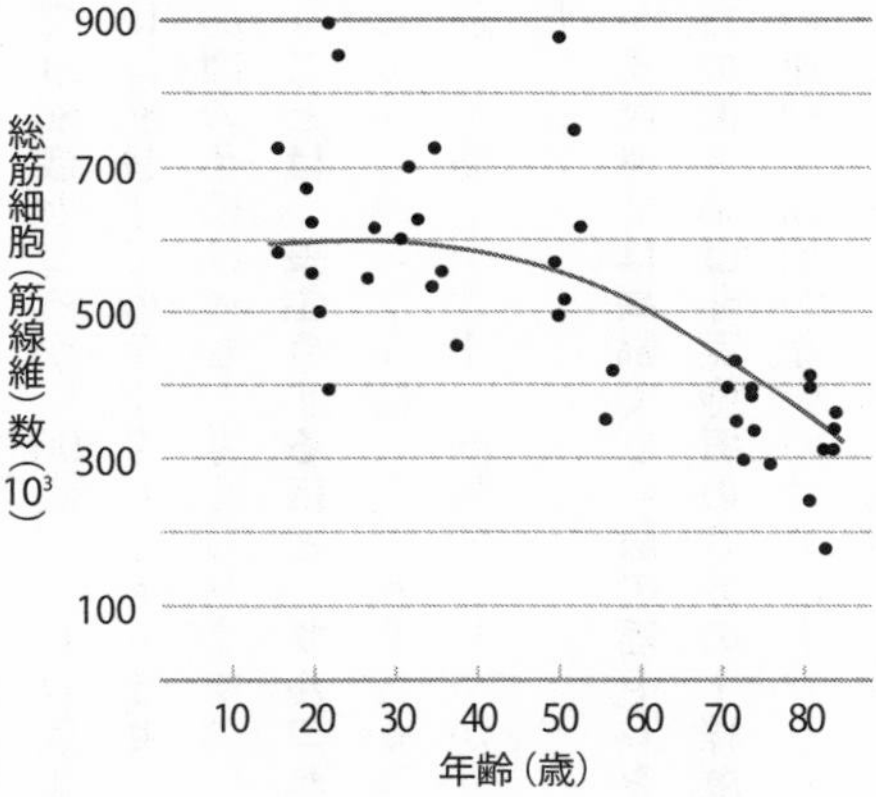

出典）Lexell、1988より改変

加齢とともに筋肉の細胞数は減少していきます。
つまり細胞が「死んで」数が減っていくわけです。

●サルコペニア予防にはやはり「しっかり筋トレ」

近年では80歳どころか、90歳、100歳までご在命の方も珍しくなくなってきています。この図には80歳までのデータしかありませんが、90歳、100歳になればさらに筋肉細胞の死滅、筋肉の萎縮は進むと考えられます。

ということは、長生きするほど、サルコペニア予防の重要性がより高まるわけです。そして、このサルコペニア予防として現在分かっている最も効果的な運動は、筋肉に強い負荷をかけて鍛える筋トレです。高齢でもしっかりと筋トレをしている方は明らかに体つきが違いますよね。

筋トレ実施者では高齢でも一般の筋トレを行っていない若年者よりも筋力が強く、加齢による筋力の低下率は非実施者の3分の1程度に抑えられているという報告があります。

ほかの運動も効果がないわけではありませんが、筋トレほどの明らかな効果を得るのは難しいようです。ランニングや水泳を行っている高齢者では、運動を行っていない同年代の人と筋肉量にほとんど差がないという報告もあります。

「**サルコペニア予防にはしっかり筋トレ！**」**が合言葉**だといえますね。

●何歳からでも筋トレで筋肉はつく

「年をとってから筋トレを始めても筋肉はつくの?」などと疑問に思われるかもしれません。

答えは断然「イエス」です。

ものすごい筋肉をした高齢のボディビルダーの中には、40、50歳の中年から筋トレを始めた方も少なからずいらっしゃいます。

高齢者の筋トレ効果を示す研究はたくさんあって、**70歳でも80歳でも、10回をなんとか反復できるくらいに強めの負荷でしっかりと筋トレをすれば筋肉は大きく成長します。**一方で軽めの負荷での筋トレでは、ほとんど筋肉が大きくならないという研究もたくさんあります。

図17は、60~72歳の被験者が脚の高負荷筋トレを、週3回行った実験の結

図17 高齢者(60−72歳)の筋トレ実施と筋肥大効果

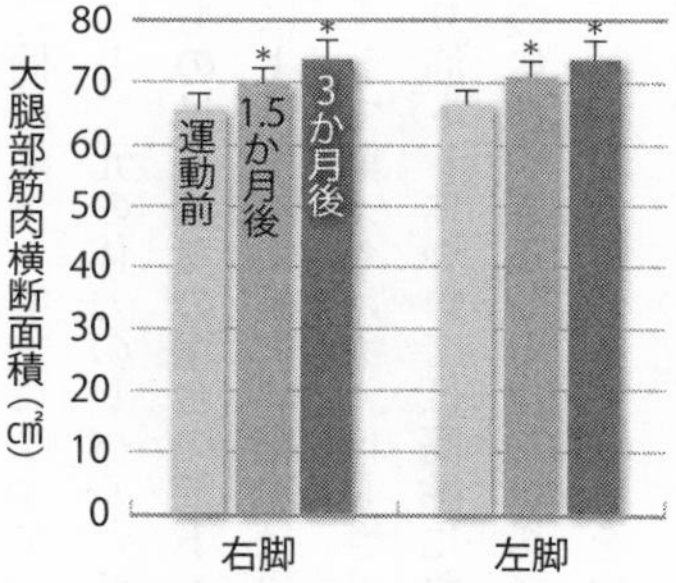

＊運動前と比べて有意に筋肉が肥大

注)⊤の部分は標準偏差を示す

出典)Fronteraら、1988より改変

しっかりと負荷をかけた筋トレを行えば、何歳からでも筋肉は大きくできる。

果です。

3か月間の筋トレ実施によって、なんと脚の筋肉が平均で11％も肥大しています。高齢者ということで元の体力のレベルが低く、筋肉が肥大しやすいという要素はあるでしょうが、**値そのものは、若者の場合の筋トレ実験と比べて遜色ありません。**

加齢により死んだ筋肉の細胞は戻ってきませんが、残された筋肉は高齢になっても、しっかり筋トレで鍛えれば太く成長させることが可能なのです。

つまり筋トレについては**高齢になってしまったから手遅れということは決してありません。始めるのに遅すぎることはないのです。**

平均年齢80歳を超える被験者を用いた実験でも筋肉がしっかり肥大したという報告はいくつも出ています。

●40代に見える50代と、60代に見える50代

筋肉に限らず、われわれの身体機能は加齢とともに衰退します。いわゆる老化現象です。

しかし、「はじめに」にも記しましたが、**老化は避けることはできなくても、その程度を変えることは取り組み次第で可能です。**

筋肉に関してはしっかりと運動、特に筋トレを行うことでサルコペニアを食い止めることができます。逆にほとんど動かずに家でゴロゴロ過ごしていたら、よりサルコペニアが進んでしまいます。

50代でも若々しく40代のように見える人がいますが、それなりに理由があります。一方で老けた、覇気のない60代に見える50代の人もいます。やはりそこにもそれなりの理由があります。どうせなら若く見えるほうでありたいですよね。

なお、筋トレに関しては始めるのに遅すぎることはないのですが、やはり早めに手を打っておくに越したことはありません。

筋肉の細胞数が減少し始める30代。このころからしっかり鍛える習慣を身につけておくのが筋肉の細胞数の減少を食いとめるためには理想です。少なくとも細胞数の減少が急速に進む50〜60歳代までには筋トレを始めたいところです。

●しっかり筋トレが極めて効果的だが

筋トレがロコモ対策に非常に効果があることはよく分かっていただけたと思います。ではどんな筋トレをすればよいのでしょうか。

「8～12回程度を反復できる負荷で、反復できなくなるまで動作を繰り返す」という、最もオーソドックスな「しっかり負荷をかける筋トレ」が効果的であることが分かっています。

これは筋トレとして極めて**一般的に行われている、当たり前のトレーニング方法です。そしてこれこそが、筋肉に関しては最強の効果を発揮します。**

腕立て伏せやスクワットなど、自分の体重を負荷にして行う方法が最も手軽です。しかしもともと筋力の強い人や、筋トレの継続で筋力がついてくると、それでは負荷が足りなくなる場合があります。その場合は、バーベルやマシンのそろっているジムに行くという方法もあるでしょう。

もちろんジムに行くのはとてもよい選択でおすすめです。ただし、そういった場所が近くにあるとは限りませんよね。もちろんお金も、通う手間もかかります。家に大がかりなトレーニング器具をそろえるのも大変です。

また、サルコペニア予防に最強といえる高負荷筋トレですが、中・高齢者が実施するには不安な点もあります。怪我《けが》、故障のリスクです。

特に気をつけたいのが関節への負担。しかもこれは怪我だけではなく、場合によっては無理をした結果の消耗、**つまり「老化を加速させる」ことにもなりかねません。**

前の章でも記しましたが、関節はその中に血管が走っていないため、極めて新陳代謝（組織の入れ替わり）が遅い。新陳代謝が遅いので、酷使されると回復が追いつかず、痛めてしまうとなかなか治りません。すり減ってしまった軟骨などは、ほぼ再生できません。

●無理なく筋肉を鍛えるスロトレという選択肢

筋力が強くなって高負荷を用いた筋トレを行うようになると、怪我のリスクは少なからず増します。

自分の体重を負荷とするスクワットや腕立て伏せなら、通常は安全上の心配はありませんが、それでも関節等に痛みを感じる場合があるかもしれません。ロコモ予防の筋トレは、「安全で効果的、そして無理なく続けられるもの」でなければいけません。

そこで本書では、**ゆっくりとした動作で関節に無理がかからない筋トレ、「スロトレ（スロートレーニング）」という方法を、筋力が強くなってきたときのステップアップの方法**として、また怪我のリスクを下げる方法として推奨します。具体的な方法は次の章をご覧ください。

スロトレは動きを工夫することで、**軽めの負荷であっても十分な筋肥大筋力増強効果が得**

図18　3か月のスロトレ実施による筋肥大効果

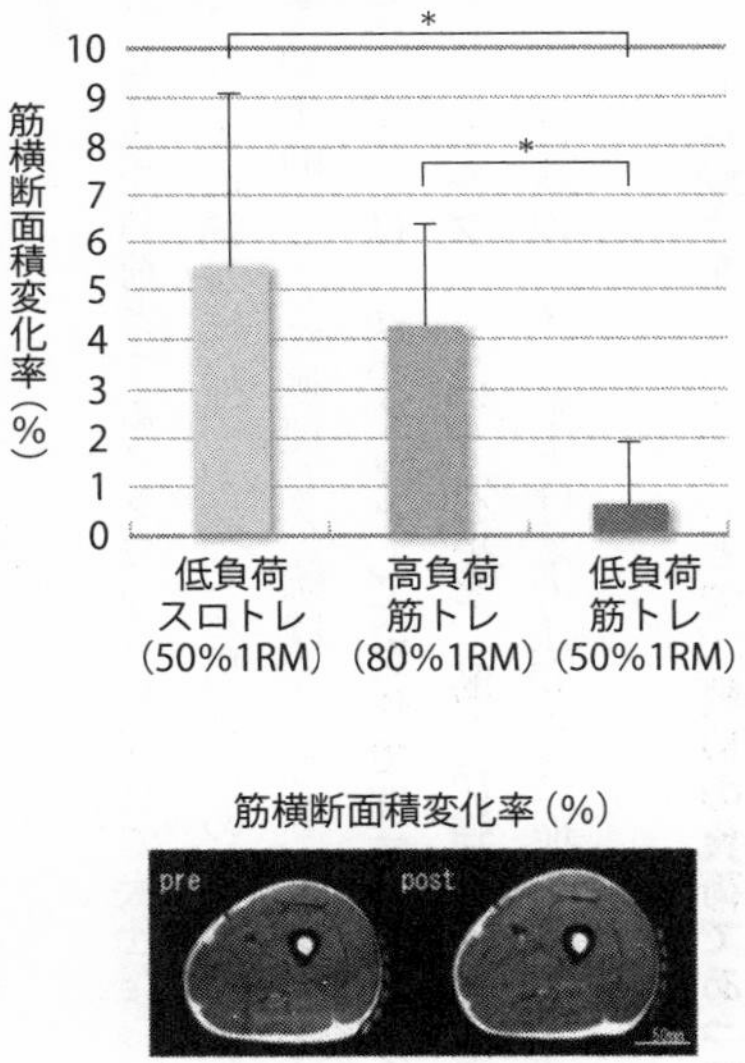

＊低負荷筋トレと比べて有意に肥大率が大きい
注）┬の部分は標準偏差を示す

出典）Tanimotoら、2006より改変

スロトレは比較的軽負荷であっても、通常の高負荷筋トレと同程度の筋肥大効果があります。図は、3か月間の膝伸展運動を行った場合の結果。

られ、血圧の上昇も少ないことが確かめられています（図18）。まさに中高齢者にはぴったりの、安全で効果的な筋トレ法といえるでしょう。

スロトレでは、ゆっくりと動くことにより「力を入れっぱなし」で動作し続けます。スクワットなら、3秒かけて立ち上がり、「立ち上がりきらずに」3秒かけてしゃがみ込みます。力を入れっぱなしにする感覚は、ない椅子に座った姿勢で我慢する「空気椅子」に似ています。イメージとしては、空気椅子に座り続けながら、立ってしゃがむを繰り返すという感じでしょうか。丁寧に10回も繰り返せばももがパンパンに張ってくるはず。

体に無理がなく、かつ手軽にできるスロトレで若く元気でカッコいい体を手にいれていただきたい。そして、充実した毎日を送ってください。

●筋力以外のロコモ対策とは

ここまで体を動かす「筋力」の維持こそが、ロコモ予防にはまず欠かせないという話をしてきました。そしてほかにも「バランス機能」「関節機能」「骨強度」の衰えもロコモと大いに関係します。

そこで、次にこれらの筋力以外の要素についても理解していきましょう。結論からいうと、「強い筋力を維持し、高い活動量を保つこと」が、残りの要素の改善に強くかかわっています。

●バランス機能は筋力で補える

バランス機能の低下は転倒事故の危険性を高めます。転倒によって骨折してしまえば、寝たきりの原因にもなります。バランス機能は高く保っておかなければいけません。

バランスをとる、という動作は「姿勢の状態を感知して運動制御を行う」神経機能と、「運動する力を発揮する」筋力によって行われます。

十分に強い筋力が備わった若いうちは、筋力の強さはバランス能力にさほど関係しませんが、高齢になってくると状況が変わってきます。

高齢になって、バランス機能を保持するために必要な筋力が保てなくなってくると、結果的にバランス機能まで低下してしまうのです。

筋トレを行って筋力をつけることで、高齢者のバランス能力が向上したという研究報告は多くあります。バランス能力を保つためには神経機能が大切ですが、筋力の要素で、ある程度補えるといえるでしょう。

●テキパキ動くことがバランストレーニングに

姿勢を感知し、制御する神経機能の向上には、バランスボールや片足立ちなどのバランスをとる運動が効果的です。

しかし、考えてみれば、歩行などの日常動作の多くもバランスをとりながらの動作ですよね。ダイナミックに動くスポーツなどはいうまでもありません。

したがって、バランスをとるための特別な運動を行わなくても、**日ごろ元気にテキパキと動くこと、スポーツを楽しむことがバランスをとる神経機能向上のトレーニング**になるわけです。1日の活動量（歩数）を増やすことで、高齢者のバランス能力が向上したという報告もあります。そして活動量を増やすためには、強い筋力が必要です。活発に動ける十分な筋力がなければ、活動量を増やすのは困難だからです。

●関節を守る筋力の役割

関節機能の低下によって起こる症例にはいろいろありますが、ここでは特に多い変形性膝関節症を例に説明していきましょう。

変形性膝関節症の患者さんの多くは「太もも前の大腿四頭筋という筋肉を鍛えなさい」とお医者さんから指導されるはずです。関節のトラブルなのに筋肉を鍛えろ、とはいったいどういうことでしょうか？

一つは着地の際に、強い筋力を発揮できることで関節にかかる衝撃を和らげるから、ということ。

歩行における着地の動作では、下半身の股関節、膝関節、足関節を曲げることでクッションのように衝撃を和らげています。このとき、大腿四頭筋をはじめとした脚を伸ばす筋肉がブレーキをかけるように力を発揮することで、着地の衝撃を受け止めているのです。

筋力が低下すればこれらの動作を十分にできず、膝などの関節にかかる衝撃が大きくなってしまいます。そして膝を伸ばす大腿四頭筋は、このクッションの働きにおいて特に重要な役割を果たすために「太ももの前を鍛えなさい」といわれるのです。

もう一つ、筋力による関節の安定作用も、関節の負担を和らげることに役立っています。着地の際、膝を伸ばす筋肉と曲げる筋肉が同時に力を発揮することでしっかりと膝関節を固めます。このことにより、着地の衝撃で膝関節がずれないように守っているのです。

●よく動かせば関節の状態もよくなる

関節内は滑液という液体に満たされていますが、関節が動くことで働くポンプ作用によって、滑液の循環が促進されます。**逆に関節をあまり動かしていないと、滑液の入れ替わりが悪くなり、関節内のヒアルロン酸含有量が減ることが分かっています。**

ヒアルロン酸の減少は関節内の滑りを悪くし、強い摩擦で骨の接触部分を摩耗させてしまいます。高い活動量を保って、関節をよく動かすことが関節内の滑りのよい状態を保ってくれるのです。

また、背骨の関節は、猫背の背中の丸まった姿勢などで固まってしまって、ほとんど関節を動かさないような状態になりがち。

極端な関節不動の状態が続くと、関節を包む関節包や関節をつなぐ靭帯などの組織が硬く変性し、関節の動きを悪くします。また、関節周辺の筋肉も硬くなり、動きが悪くなります。

背骨の関節と周辺の組織を柔軟に保つには、体幹がよく動く状態にしておくべきです。

●運動で強い力をかけると骨はどんどん強くなる

加齢により骨密度は低下します。そして骨密度が低下することで骨粗鬆症が進めば、転倒などによる骨折の危険性が高まります。そして高齢者における骨折がもたらす深刻さは若年者とは〝わけ〟が違います。

下半身や腰を骨折すると、しばらくは自力で歩くことができなくなります。そうなると不活動となり筋肉が弱り、そのまま寝たきりになってしまうことが多いからです。

骨粗鬆症が原因で起こる深刻な症状の一つに背骨の圧迫骨折があります。折れた骨片が背骨の後ろの神経根（枝分かれする前の神経の大きな束）を圧迫してしまうと痛みが生じ、日常動作が制限されることもあります。

加齢によって骨密度は確かに低下する方向に変化します。しかし、だからといって年をとったら骨密度は上げられないということではありません。**というのも、骨密度というものは骨に強い力を与えることで増加するからです。ですから、運動をして、しっかり骨に力をかけてあげれば骨密度は何歳からでも上げることができるのです**（3章末のコラム8参照）。

骨密度を上げるには、「しっかり運動」が理想的ですが、日常の活動量を多く保つだけでも、骨には当然力が加わりますので、相応の効果が期待できます。

以上がロコモにかかわる筋力以外の要素と、それに対する対策です。いずれの要素においても、**筋力の維持と、高い筋力を保って日常から元気によく動くことが大事**だということが分かっていただけたのではないでしょうか。

やっぱり何よりも筋力！　そしてその筋力を存分に使い、活動的に普段から動くことが大切なのです。

●筋肉年齢が20代でも関節年齢は70代？

先にも少し触れましたが、関節はその中に血管が走っておらず新陳代謝が遅い。

つまり回復能力があっても、それがとても低いために、消耗品ともいえるのです。筋肉のように鍛えて強くする、という考えは当てはまりません。**回復のレベルを超えた運動で酷使することはせず、いたわることを優先して考えなければいけません。**

前述のとおり、筋肉が強ければその働きにより関節への衝撃を「ある程度和らげる」ことはできます。しかし、負担がゼロになるわけではありません。関節の状態がひどくなれば、どんなに筋力があってもそれでカバーしきることは不可能です。

よく動かすことで、関節内の滑液の循環が促進され、新陳代謝も多少活発になります。とはいえ、回復が遅いことに変わりはなく、やはり無理はきかないのです。

通常、筋トレは高負荷をかけて行うものですので、関節への負担も大きくなりがちです。本書では、筋力が強くなって筋トレで強い負荷をかけられるようになった場合、関節への負担が過大にならない「スロトレ」という方法をより安全な手段として推奨しています。

また、飛んだり跳ねたりするようなダイナミックな運動は、高負荷の筋トレ以上に関節に大きな負荷がかかります。ジョギングなどの持久運動も、ダイナミックな運動に該当します。

高負荷筋トレの実施者には「筋肉年齢・骨年齢は20代、でも関節年齢は70代」、マラソン愛好家には「心肺年齢・血管年齢・骨年齢は20代、でも関節年齢は70代」といった、バランスの悪い状態の方が少なからずいらっしゃいます。

これではどんなに運動していて元気なつもりでも、やはり体が若いとはいいきれませんよね。**本格的にしっかり筋トレやマラソンなどの運動をしている人ほど陥りがちな落とし穴**でしょう。

本書では、筋トレとして大きな負荷をかけずに行える「スロトレ」の活用を、持久運動ではシューズの選び方など、関節に配慮した方法を提案しています（2章、4章参照）。

ぜひ今日から、関節のケアには十分に気を配っていただきたいと思います。

コラム❽ 30代を過ぎれば骨密度は減る一方、というのは間違い

骨密度の平均値は男女とも30歳あたりがピークとなります。そして「30代を過ぎれば、骨密度は減る一方」などとよくいわれます。

しかし重い負荷を上げ下げする筋トレを行うボディビルダーでは、年齢が高い選手ほど骨密度が高いというデータがあります。それはなぜでしょうか。

骨密度の「平均値」は確かに30歳あたりをピークに加齢とともに低下します。しかし、だからといって年をとったら骨密度は高められないということではありません。

骨密度は主に骨に強い力を与えることで上がりますので、適切な運動負荷によって何歳からでも上げられます。また、材料としてのカルシウムの十分な摂取も大切です。筋力や持久力にもいえることですが、これらの平均値は加齢とともに下がりますが、何歳からでも向上させることは可能なのです。

先ほどのボディービルダーの例はまさにこれ。

年齢が高いほどトレーニングの経験年数が長くなる、つまり骨密度を上げる刺激を長

期間かけ続けていたから骨密度が高いのだと考えられます。

皆さんもしっかりと運動をして、骨に強い力を加えることで高い骨密度を保ってください。筋トレだけでなく、ジョギングなども骨に強い力がかかるので、骨密度アップに効果的ですよ。

コラム❾ 男らしい（?）筋トレが招いたもの

筋トレでもジョギングでもそうですが、頑張って励んでいると、結果や数字にこだわりが強くなってくるもの。「何kgのバーベルを上げよう」「いつものジョギングコースを何分で走るぞ」などと、目的をつくること自体はよいのですが、その追求が強くなりすぎると、ときに問題を生じることがあります。

これは私の場合の、極めて反面教師的な話なのですが、かつて「トレーニングに使うバーベルのプレートは20kgのみ」というポリシーを持っていました。

20kgというのはプレートの中でも一番大きなものであり、「小さい数字での細かい調整は男らしくない!」という、今考えるとおかしな考えに基づいてのこだわりでした。

たとえば、ベンチプレスなら100kg（20kgの棒に、20kgプレートを左右に2枚ずつ）でアップをして、140kgで本番セット、仕上げに220kgでパーシャルレップ（10cmくらいの稼働範囲での上げ下げのこと）という、むちゃくちゃ加減。どの種目もこんな感じで行っていたのです。そして無理を続けた結果、当然ながら肩や腰、首をかなり痛めてしまいました。

特に腰の椎間板はヘルニアにもなり、かなりつぶれています。一度つぶれた椎間板は、ほぼ回復しません。我ながらバカなことをしていたものだと、とても後悔しています。

反面教師の自分がいうのも心苦しいのですが、皆さんは目標をつくっても、あくまで体をいたわった範囲での追求にとどめてくださいね。

コラム⑩ プロサッカー選手と膝関節

「毎日筋トレしているから」「普段から運動しているから」といって、ロコモと縁がないとは限りません。どんなに筋力が強く、骨も鉄のように硬くても、膝が痛くて歩けなければやはりロコモ。腰が痛くて立っていられないのであれば、それも立派なロコモなのです。

日本サッカー界において一時代を築いた「ゴン」こと中山雅史選手が引退したのは2012年のこと。引退直前、中山選手は体力的な衰えは感じてはおらず、膝さえ治ればすぐにでも復帰したいと発言していました。

しかしその両膝は、半月板がすり減って、まともに走れないほどに悪くなっていたようです。どんなに筋力があったとしても、持久力があったとしても、走ることができないほどに膝が悪ければ、やはりプロサッカーの舞台へは復帰できないでしょう。

当時の引退会見では、ご本人が「未練タラタラ」とおっしゃっているように、筋力、持久力とも十分なだけに、引退しなければいけない状況をまだ受け入れられない様子でした。

しかし関節機能の衰えもやはり「体の衰え」であり「体の老化」。しっかりと運動を行っていて、体力に自信のある人ほど、この教訓をきちんと受け止めなければいけないのです。

4章

ロコモ対策

——今日の「10分」が未来のあなたを救う

●ロコモ対策には「10分筋トレ」

ロコモ予防で最も重要となるキーワードは、加齢性筋萎縮症こと「サルコペニア」。そしてサルコペニア予防には「しっかり筋トレ」がとても効果的です。

そこでここからは、自宅でできる手軽な方法として、自分の体重を使って行う「10分筋トレ」、その基本の4種目を紹介します。

大前提として「8〜12回程度反復できる負荷で、できる限りの回数を反復する」のが筋トレにおけるゴールデン・スタンダードです。

自体重を使って行う種目の場合、フォームを変えることで負荷の調整ができます。標準、レベルアップ、レベルダウンの三つのフォームを紹介しますので、ご自身にとってちょうどよい負荷を選んでください。8〜12回をかろうじて反復できる負荷です。

動作は、1・5秒で上げたら1・5秒かけて下ろす、くらいの速度を守って丁寧に行います。これを「通常の速度の筋トレ」と呼びます。標準のフォームでは6回以下しかできない、という場合はレベルダウンのフォームに、14回以上できる、という方ならレベルアップのフォームにしてください。

●10分筋トレをこなせるようになったら「スロトレ」に

さらにレベルアップのフォームでも14回以上、無理なくできるようになったら、「通常の速度の筋トレ」から「スロトレ」へと進みましょう。

自体重を用いた方法からさらに強度を上げるためには、バーベルやマシンを使うやり方に移行するのも、もちろんよい選択です。ただし、それでは手軽にできませんし、関節などへの負担が過大になる場合もあります。そのため、本書では通常の速度の自体重を用いた方法からのランクアップとして、スロトレを推奨しています。

スロトレは、上げ下ろしに3秒ずつかけ、力を入れ続けながら動作を繰り返します。スロトレでも3パターンのレベルのフォームから8〜12回程度反復できるものを選んでください。

また、通常の速度の筋トレでどこかに痛みを感じる場合もスロトレを行うことをおすすめします。フォームはレベルダウンで行います。レベルダウンのフォームは体にかかる力学的負担が減ります。スロトレのゆっくりとした動きによって、瞬間的に強い力が加わることも避けられます。

なお、最初から「通常の速度の筋トレ」で13回以上、無理なくできるような方も、いきなりスロトレから始めないことをおすすめします。

その場合は、最初の1～2週間は筋トレのフォームを身につける、体に覚えさせる期間にしましょう。反復回数は動きを覚えるため、少し多めに、通常の速度の動きで15回程度を丁寧に行ってください。それぞれの種目の動きに慣れてから、スロトレに進みましょう。

●スロトレの動作ポイント

スロトレはゆっくりとした動きで常に「力を入れっぱなし」で動作します。この力を入れ続けることが動きの重要なポイントとなります。そのために、「①ゆっくり動く」「②肘や膝を伸ばしきって休まない」の二つのルールを守りましょう。

筋肉は力を入れ続けると内圧が高まって血管が押しつぶされます。血流が制限されて筋肉内を低酸素の過酷な状態にすることが筋肉の発達につながると考えられています。

動作の速さは「3秒上げ・3秒下ろし」くらいで行います。やっているうちに動きが速くなりがちな人は、時計の秒針を見ながら行うとよいでしょう。特に上げ始め、下ろし始めに動きが速くなりがちですので気をつけてください。

何回できるかということより、動きのルールを守り、丁寧に行うことが大切です。ごまか

スロトレの動作方法：スクワットの場合

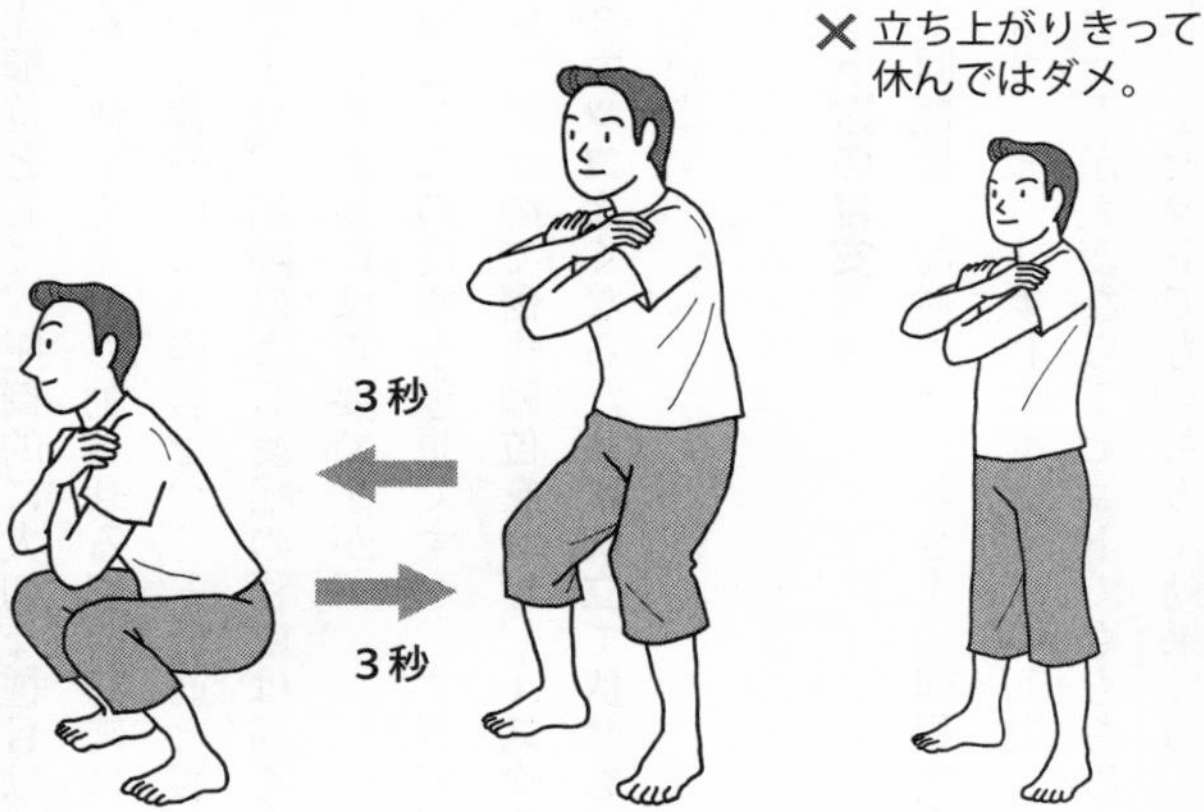

して12回行うよりも、しっかりと8回行うほうがずっと効果があります。

スロトレの場合だけでなく、通常の速度で行う場合も同じ。

回数を増やそうとすると、反動を使ったり、勢いをつけたりしがちです。せっかくのトレーニングの効果が減ってしまうので気をつけましょう。

●最優先はスクワット！

基本の4種目、その一つはももの前後、お尻と下半身全体を鍛えられるスクワット。

それから、体幹の姿勢を支える背筋と腹筋を鍛える種目。それに上半身を鍛える腕立て伏せでワンセットとなります。

優先順位として、圧倒的に大切な種目はスクワットです。というのも、スクワットで鍛えられる、体を支えて移動させる脚の筋肉は、生活機能維持に最も重要な働きをするからです。

続いて体幹のよい姿勢をつくる背筋と腹筋。上半身の筋力も日常生活においてそれなりに重要ですが、加齢による萎縮の程度は高くありませんので、腕立て伏せの優先順位は下がります。見栄え的には重要ですが。

4種目全部の実施が理想ですが、すべて行うことがおっくうになって続かなくなっても困ります。ですので**優先順位をつけ、①スクワットは絶対にやる、②腹筋・背筋も外したくない、③カッコよくなるために腕立て伏せも、**といった感覚で、まずは取り組んでいただければと思います。

●セット数の目安

行う回数は、前述のとおり8～12回程度を1セットの目安に、それに合ったフォームを選択します。セット数は理想として、可能であれば各種目2セットずつを推奨します。

2セットが大変なら1セットでももちろん結構です。継続できることのほうがずっと大切ですし、1セットでももちろん効果はあります。重点的に行いたい種目だけ2セット行うのもいいでしょう。

3セット頑張れるならチャレンジしてもよいのですが、集中力の持続が困難かもしれません。セット数を増やすよりも、集中して各セットを丁寧に行ってください。

各種目を2セットずつ行う場合はいくつかの種目を通して2周するのではなく、一つの種目を1分ほどの休息を挟み、続けて行います。そのほうが標的の筋肉に長い休みを与えず、しっかりと追い込むことができます。

頻度は同じ種目を2日に1回、もしくは3日に1回くらいが理想です。

少なくとも週に2回は行ってください。回復の時間をとったほうが筋肉の発達にはよいので2日続けては行わないほうがいいでしょう。

毎日の習慣にしたい場合は、1日に行う種目数を減らし、同じ種目を続けて行わないようにします。たとえばスクワットと腹筋の日と、腕立て伏せと背筋の日を交互に、毎日行うというやり方がおすすめです。

〈プログラム例〉
・4種目すべてを週3回行う場合→1 or 2セットずつ、月水金に4種目すべて行う。
・2種目ずつを毎日行う場合　→1 or 2セットずつ、月水金はスクワットと腹筋、火木土は腕立てと背筋を行う。

●わずか10分！　悩んでいる間にやってしまえ

4種目全部を1セットずつやったとして、わずか10分。

10分の時間さえとれないほどに忙しいことは滅多にないでしょう。おそらく「忙しくてできない」というよりも、「忙しくてやる気にならない」場合がほとんどではないでしょうか。

でも、考えてみてください。「やろうかな。でも忙しいし疲れてるし、どうしようかな」なんて考えている間に10分くらいは過ぎてしまいます。**悩んでいる暇があったらやってしまいましょう！**　あの『ドラえもん』にこんなセリフがありました。

「悩んでる間に一つでもやりなよ」

ドラえもんがのび太を諭したときの言葉ですが、これは筋トレにもいえることです。

「やろうかどうか悩むくらいなら、その場ですぐ実行！」

筋トレでそんな習慣が身につけば、ほかのことでも行動的になれるかもしれませんよ。

●正しいスクワットのやり方を知っていますか

サルコペニア予防のために最も重要な種目は前述のとおりスクワット。

スクワットはしゃがんで立ち上がるだけの簡単な種目に思われる方もいるようですが、そうではありません。指導者につかず、自己流で行っている人は、きちんとしたフォームでできていないことがほとんどです（指導者がついていても！）。

多くの人が、スクワットとは膝を曲げて伸ばす運動と思っていらっしゃるようで、上体を起こしたままで膝を前に突き出す、次ページのイラストのような「典型的な誤ったフォーム」で行っています。

このフォームは脚を大きく曲げた際に膝に強い力がかかり、痛めやすく、とても危険です。また、日常で脚の強い筋力発揮が必要とされる立ち上がりや階段上りとは動作の仕方、力の配分などもかなり違います。

膝を痛めにくい理想的なフォームとは、椅子から立ち上がる動作と同じもの。お尻を引き、

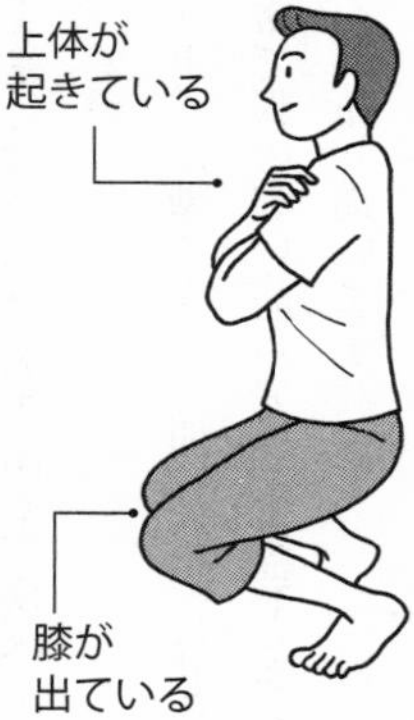

典型的な誤ったフォーム

大きくお辞儀をしながらしゃがみ込んで立ち上がります。椅子に座って、そこから立つイメージで行うとよいでしょう。これによって膝を伸ばす動きばかりでなく、しっかりと股関節の筋力も使って立ち上がることができます。

分かりにくい場合は、まずは椅子に座ってスクワットを行うとよいでしょう。これが最も簡単な方法です。

❶立った姿勢
❷上体を前傾し、お尻を引いて腰かけた姿勢
❸前傾した上体をまっすぐ立てて座った姿勢

という、❶→❷→❸の順で座り、その逆に❸→❷→❶の順で立ち上がります。

これが理想的なスクワットと同じ動きになります。この感覚を覚えたら、椅子を使わず、

椅子から立つ動作は正しいスクワットの動きと同じ

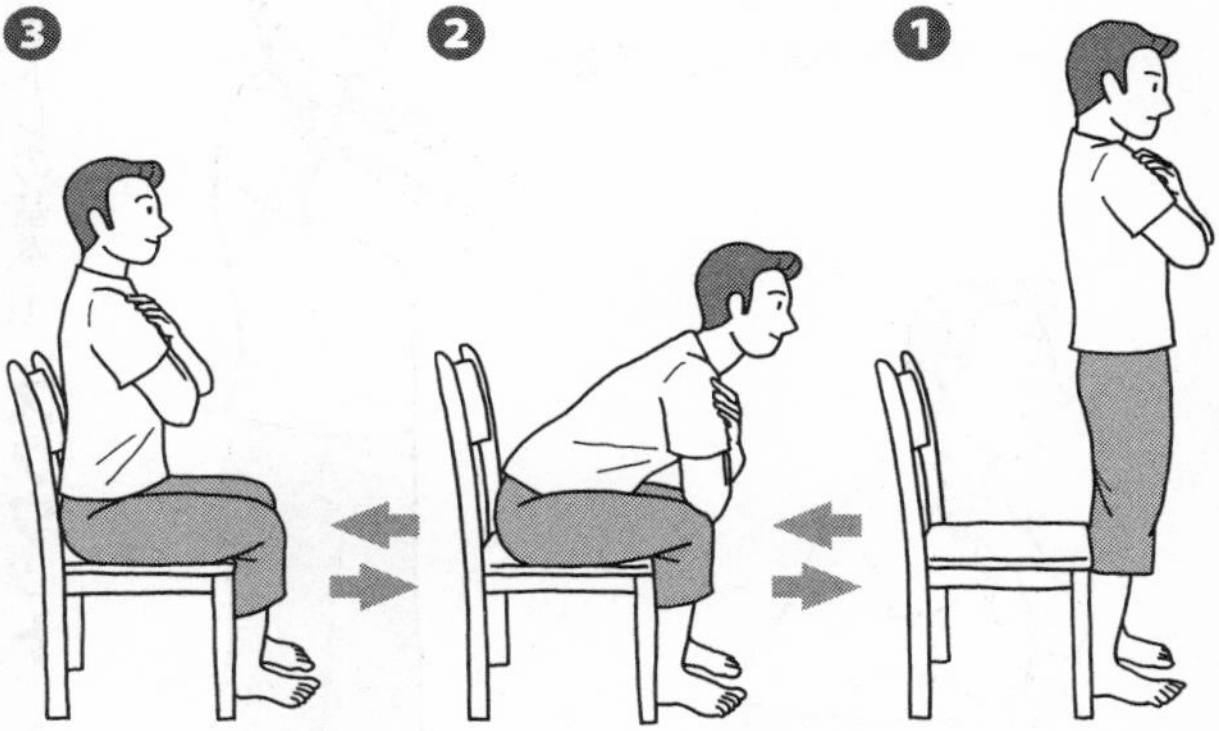

❸の姿勢にはならずに❶❷❶の動作を行いましょう。これで理想的なフォームができ上がりました。当たり前にできる、椅子に座って立つ動きを真似るだけでよいのです。

正しいスクワットは椅子から立ち上がるのと同じ動き、ということは、**日常生活で椅子から立ったり、座ったりできている人ならば、正しいフォームのスクワットで膝や腰を痛めることはまずないということ**。

膝を痛めるから危ないなどといってスクワットを避けることがありますが、それはロコモ対策の視点ではとてももったいない。もしスクワットで膝を痛めてしまっていたというのなら、それは正しくないフォームで行っていたからでしょう。

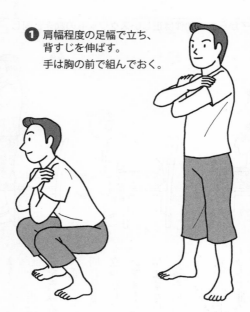

❶ 肩幅程度の足幅で立ち、
背すじを伸ばす。
手は胸の前で組んでおく。

❷ お辞儀をするように上体を前傾し
お尻を引きながらしゃがみ、
また立ち上がる。
1.5秒上げ、1.5秒下げくらいの
スピードで丁寧に。

スロトレで行う場合

立ち上がりきって休まず、
上げ下げをそれぞれ３秒かけてゆっくり行う。

レベルダウン

机などに手を置き、
手で立ち上がる動作
をアシストする。

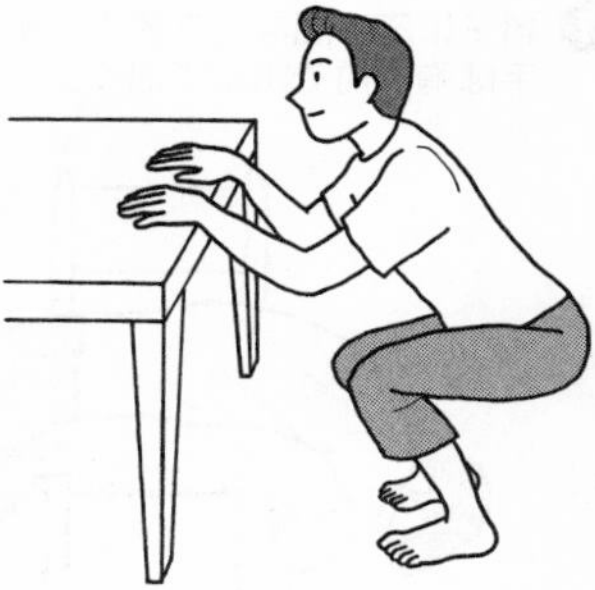

レベルアップ

片足（前の足）で行う。
ぐらつかないように
机などに手を置く。
後ろの足は添える程
度に。

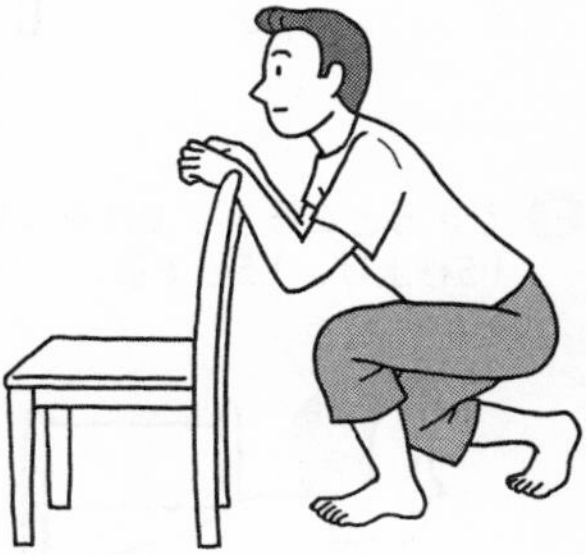

ストレッチ　最後に屈伸をゆっくり5回程度行う。

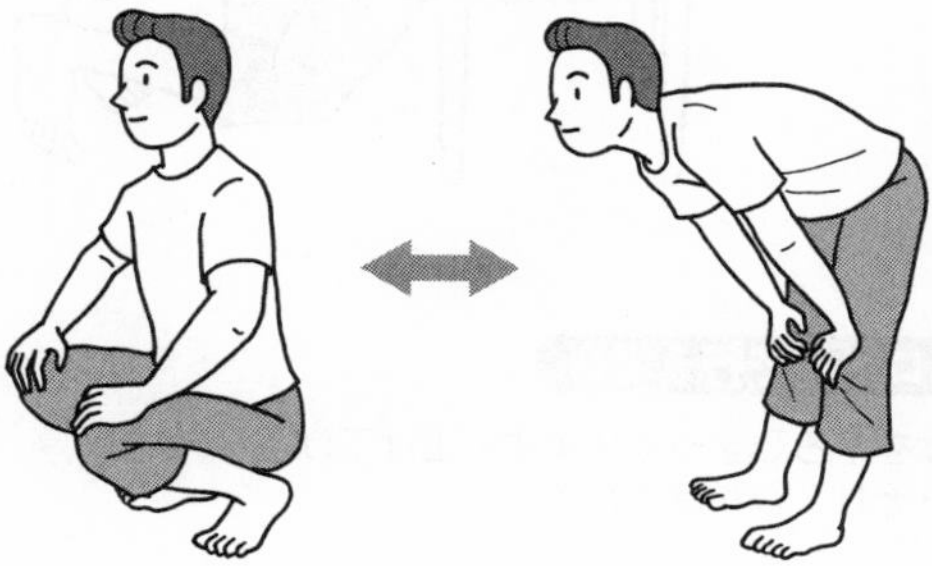

バックエクステンション

❶ 椅子に座布団などを置き、その上にうつ伏せになる。
手は胸の前で組んでおく。

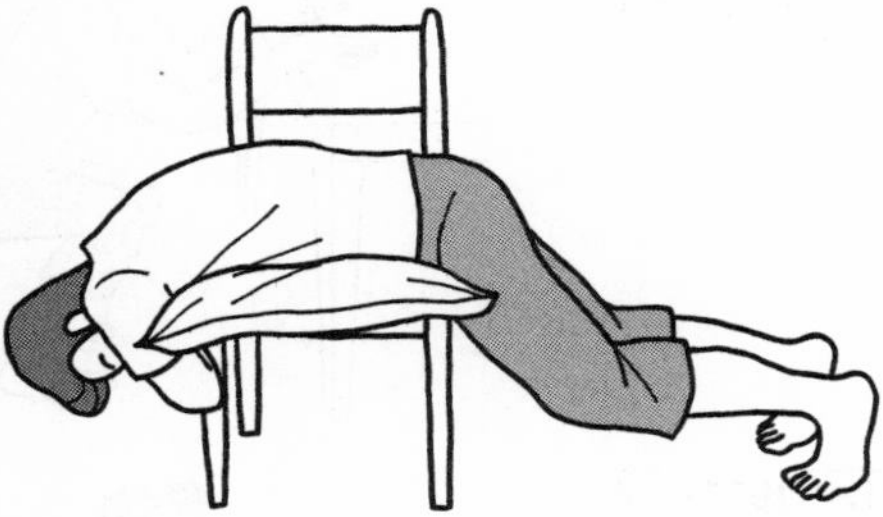

❷ できるところまで上体を反らせて戻す。
1.5秒上げ、1.5秒下ろしぐらいのスピードで。

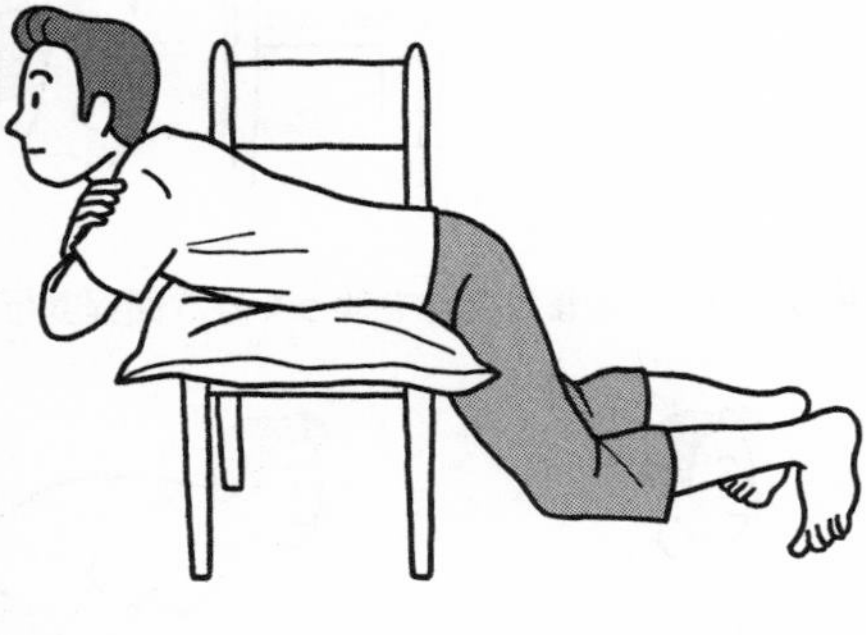

スロトレで行う場合

上体を下ろしきって休まず、上げ下げ、
それぞれ3秒かけて行う。

レベルダウン　手で床を押して、
上体を反らす動作をアシストする。

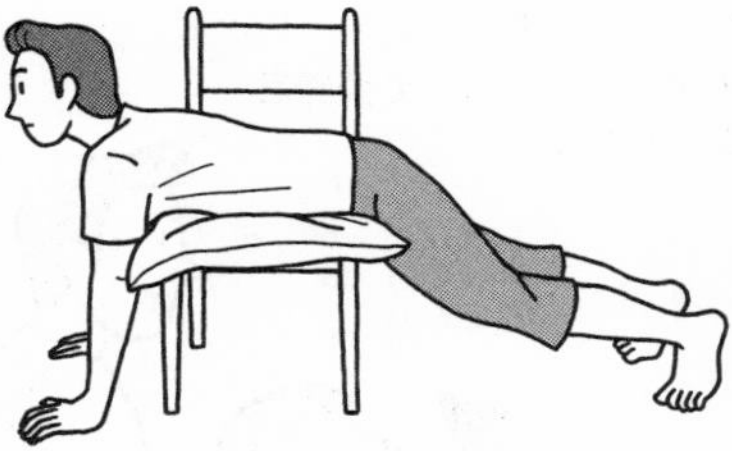

レベルアップ　手を前方に伸ばして行う。
前に伸ばすほど負荷が上がる。

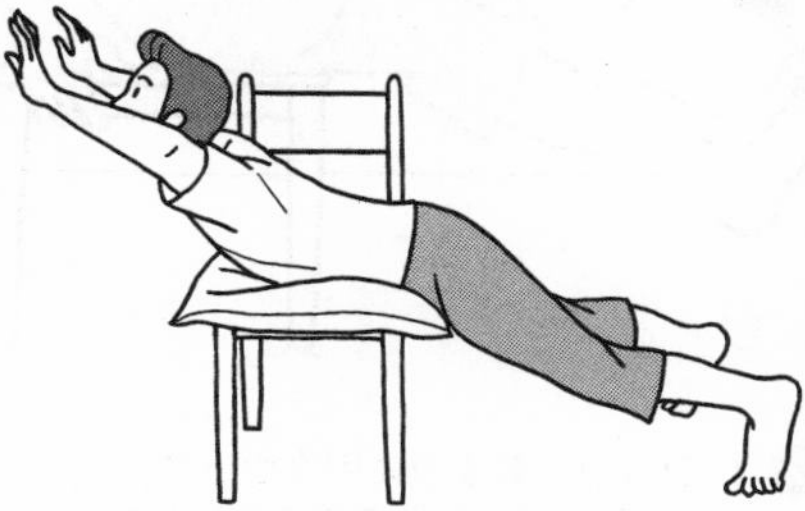

ストレッチ

手を組んで背中を丸めて
前屈。
背中をじっくり10秒程度
伸ばす。

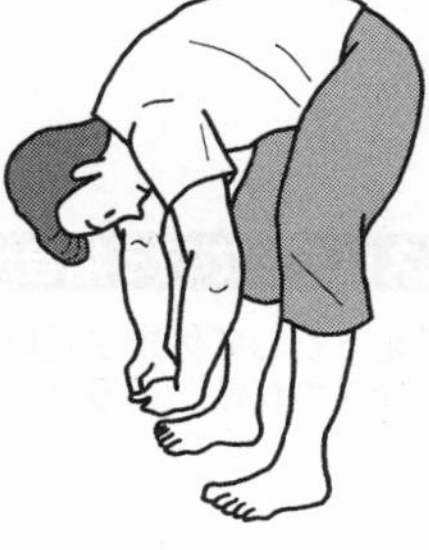

❶ 椅子に浅く座り、脚を伸ばして地面から浮かせる。

手で座面の後方を持って姿勢を安定させておく。

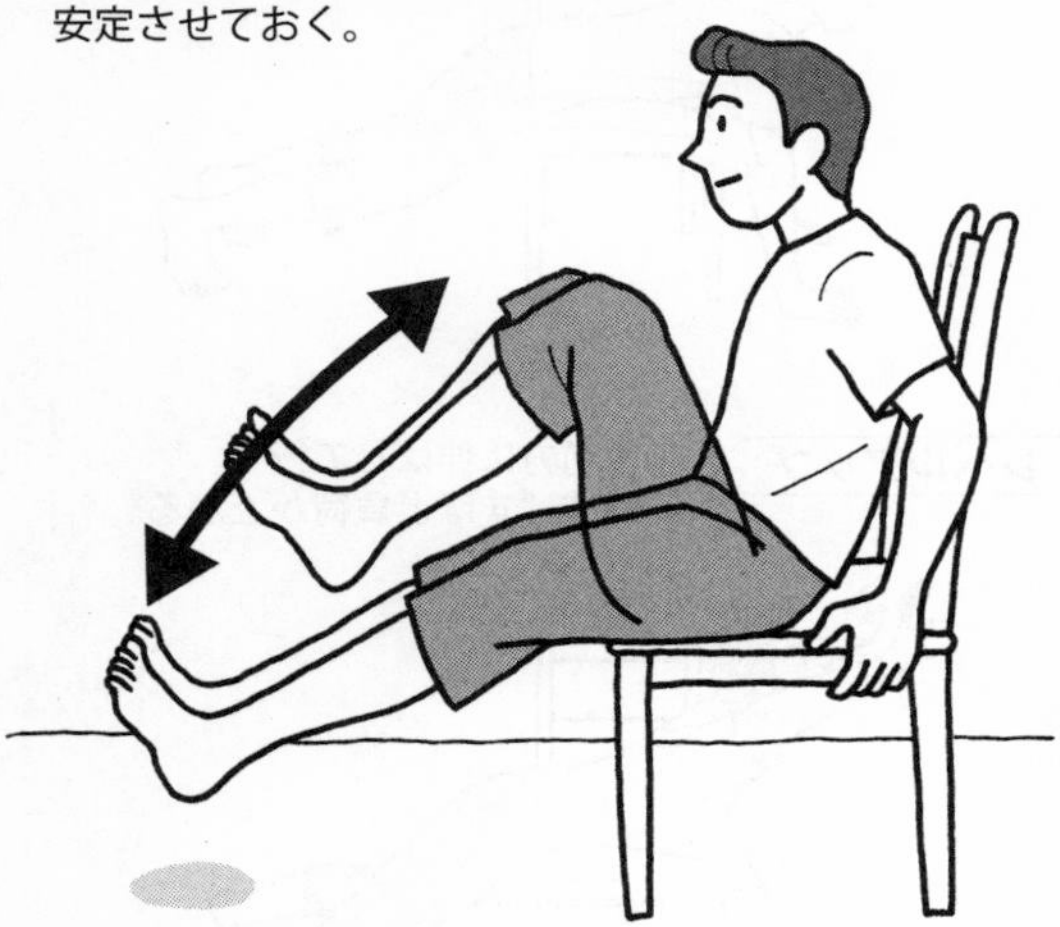

❷ 1.5秒かけて膝を胸に引きつけて、また1.5秒かけて❶の脚を伸ばした姿勢に戻る。

スロトレで行う場合

足を下ろして休まず続け、上げ下げの動きを３秒ずつかけて行う。

レベルダウン

膝を深く曲げたまま
行うと負荷が下がる。

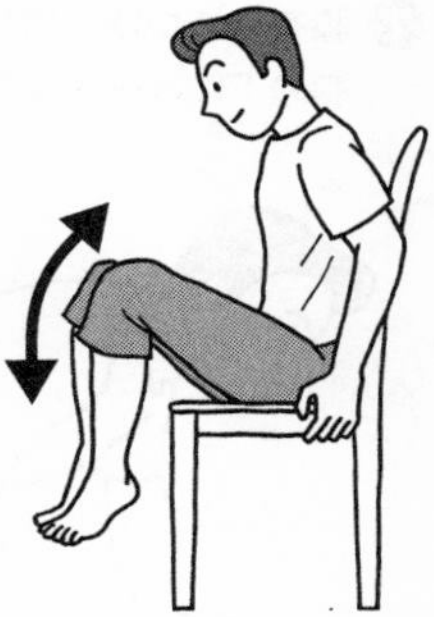

レベルアップ

膝を伸ばしたまま行うと
負荷が上がる。

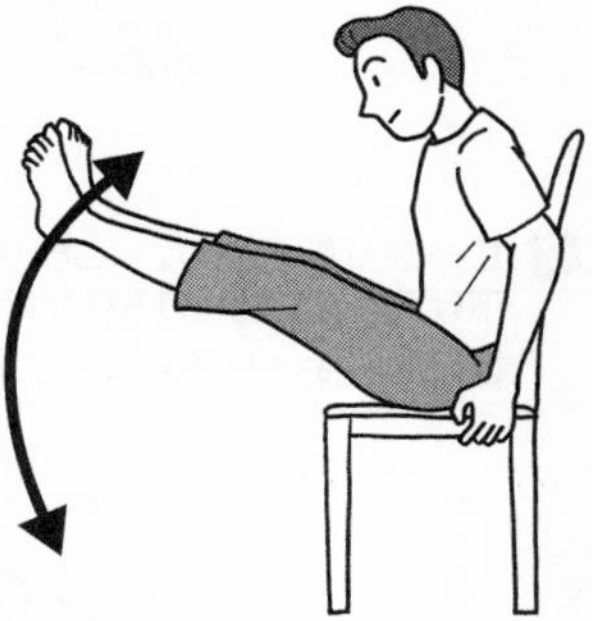

ストレッチ

最後にうつ伏せの姿勢で
背中を反らせる。じっく
り10秒程度伸ばす。

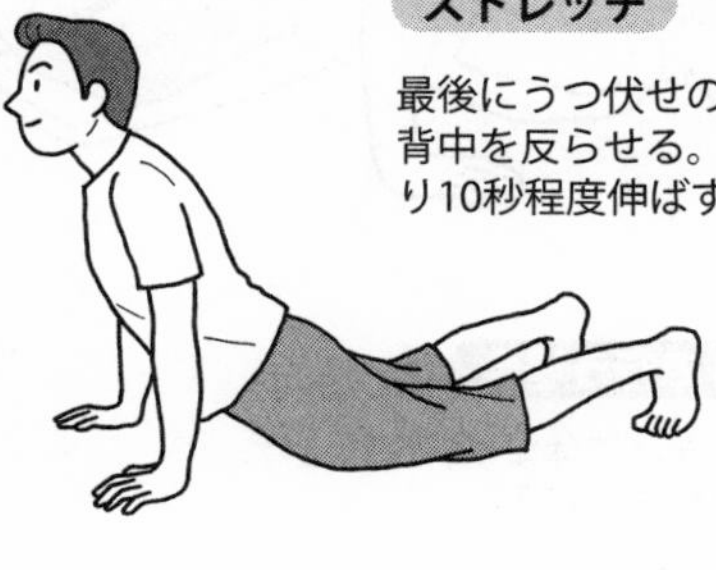

❶ 膝を床につけ、肩幅強の幅で手をつく。
膝の下にはタオルなどを敷いておくとよい。

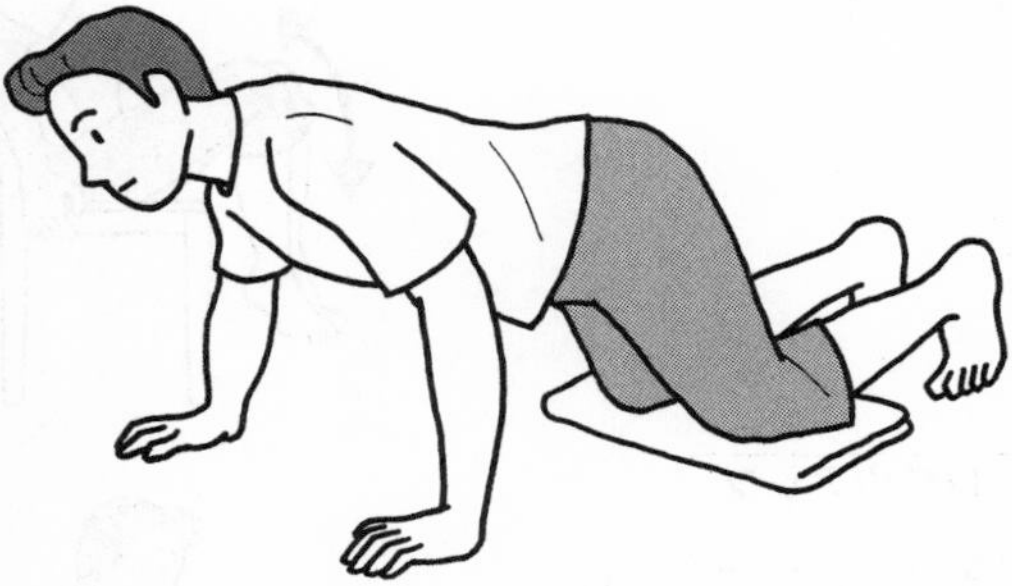

❷ しっかり腕を曲げ、1.5秒かけて胸が床に触れるまで下げる。そこから1.5秒かけて❶の姿勢に戻る。
体はまっすぐにキープし、お尻が落ちないように。

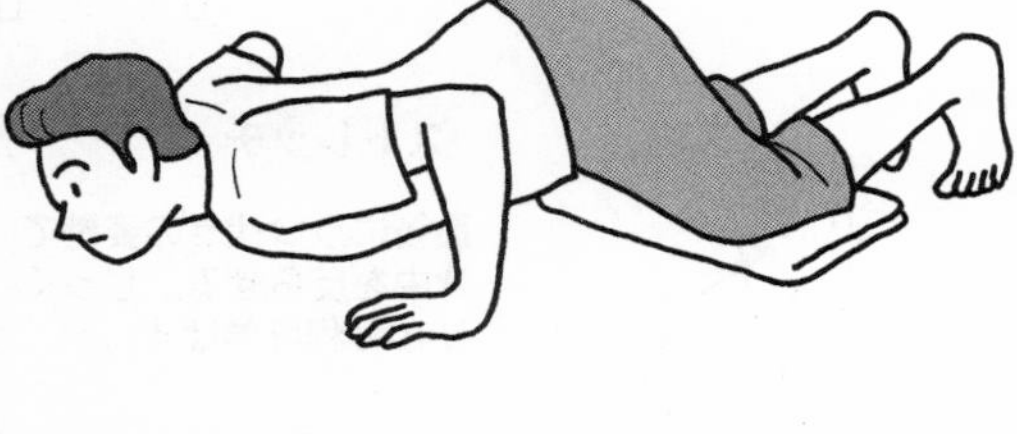

スロトレで行う場合

肘を伸ばしきって休まず、３秒上げ、３秒下げの動きで行う。

レベルダウン　机などを使うと負荷が下がる。台が高いほど負荷は小さくなる。

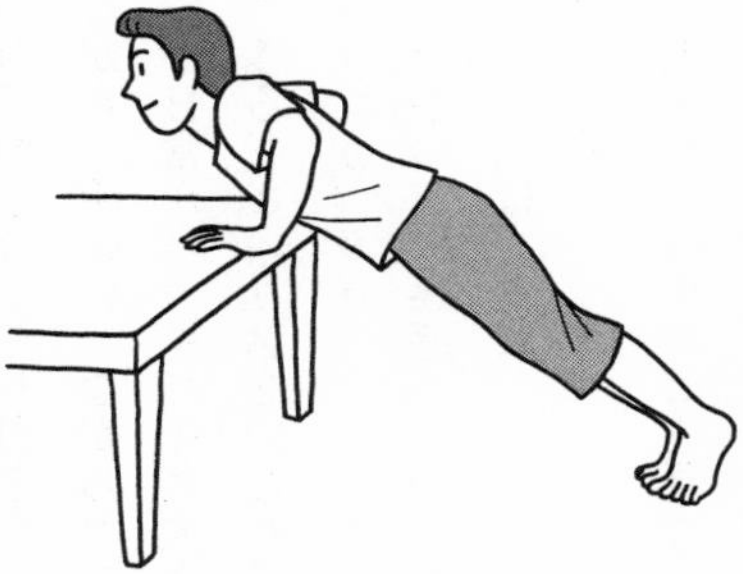

レベルアップ　膝を伸ばして行うと負荷が上がる。

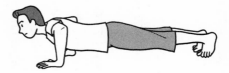

ストレッチ

大きく腕を5回程度回す。

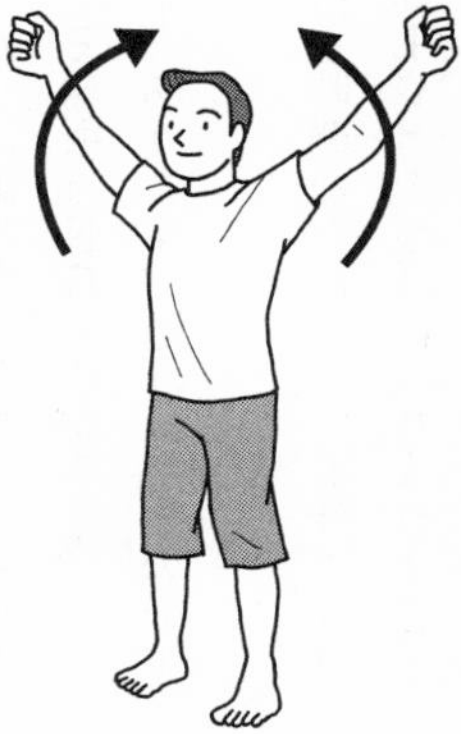

●簡単にできる「ながら筋トレ」

筋トレは、工夫次第で手軽に行うことも可能です。きっちり行う基本の４種目に比べると効果は下がりますが、より手軽に行えることには魅力があります。

自分の力で押し合ったり引き合ったり、といったような運動なら、テレビを見ながら、仕事をしながら、手軽に「ながら」での実行が可能となるでしょう。

２章で、日常からテキパキと大きく手足を振って歩くことで、すべての道をプライベートジムにできる、という話をいたしました。同様に「ながら筋トレ」をうまく活用すれば「すべての場所」がプライベートジムになるといえます。もちろん、電車の中などの公共の場のような、ほかの方に迷惑がかかったり、恥ずかしい思いをする場所はＮＧですが……。

この筋トレには、それによって筋肉がつくこと以外の効果もあります。それは意識の変革という効果です。

「ながら筋トレ」はテレビを見ながらとか、ちょっとした待ち時間などにいつでもサクサクと行える筋トレです。スキマ時間を見つけて行う「ながら筋トレ」を生活に取り入れることで、常にチャンスを見つけて体を動かそうという意識が生まれます。

このような意識が生まれると運動だけではなく、食事や飲酒、睡眠などすべてにおいて体にポジティブなことを心がけるようになるはずです。

テレビを見ていると、よく女優さんやモデルさんが「特別なケアはしていないけど、ちょっとした時間を見つけて『ながら運動』をしている」などとおっしゃいます。そういう方は、普段から活動的に動くことやよい姿勢をキープすること、さらに食事や飲酒などを節制する意識が自然に働いているのではないでしょうか。

なお「ながら筋トレ」はそれほど激しく筋肉を追い込む方法ではありませんので、同じ種目を毎日行っても問題ありません。気がついたときにできる種目を行ってください。

ただし、筋肉痛や、筋肉に強い疲労感を感じたときは行わないように。「継続が第一」なので、頑張りすぎず、無理なくできる範囲で行いましょう。

簡単にできる「ながら筋トレ」① ソファに座りながらのレッグレイズ

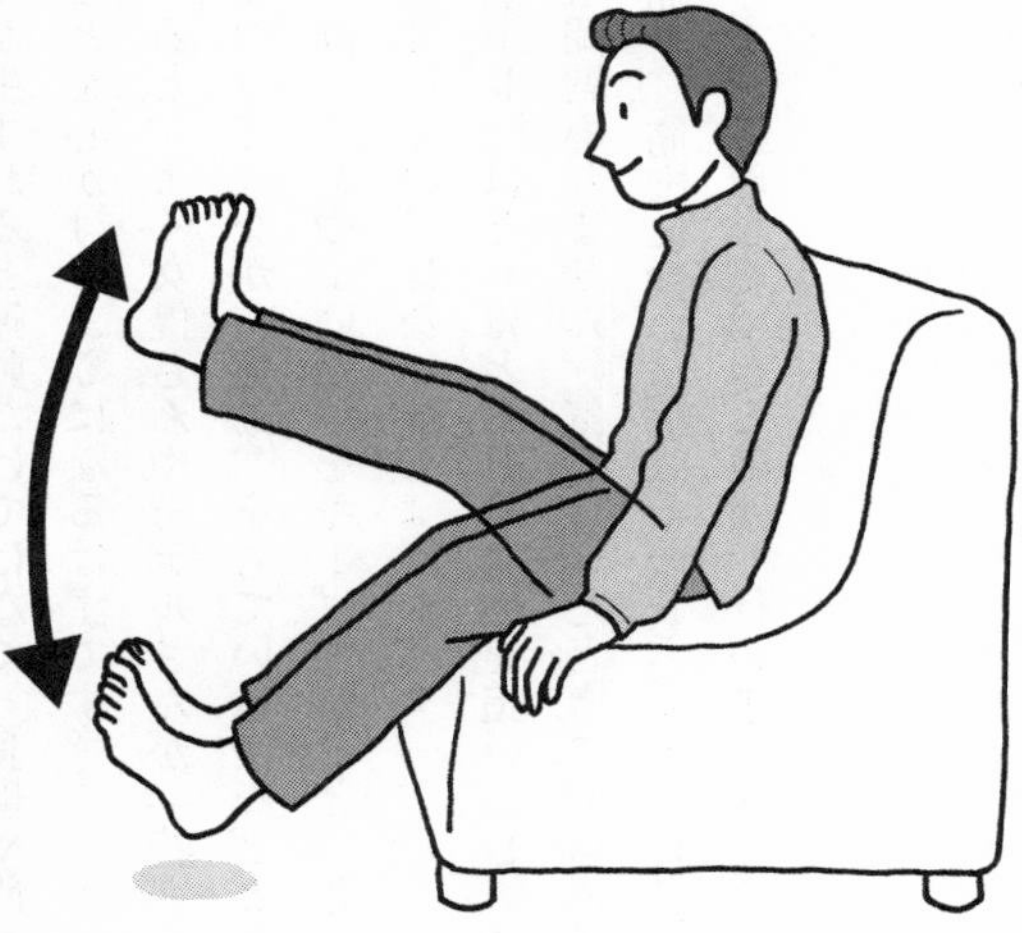

ソファなどに座って伸ばした足をできる範囲で上下させる。

途中で床に足を下ろさず、10回程度、無理なくできる範囲で繰り返す。

腹筋群の強化に効果的。

簡単にできる「ながら筋トレ」② デスクワークしながらの ニーリフト

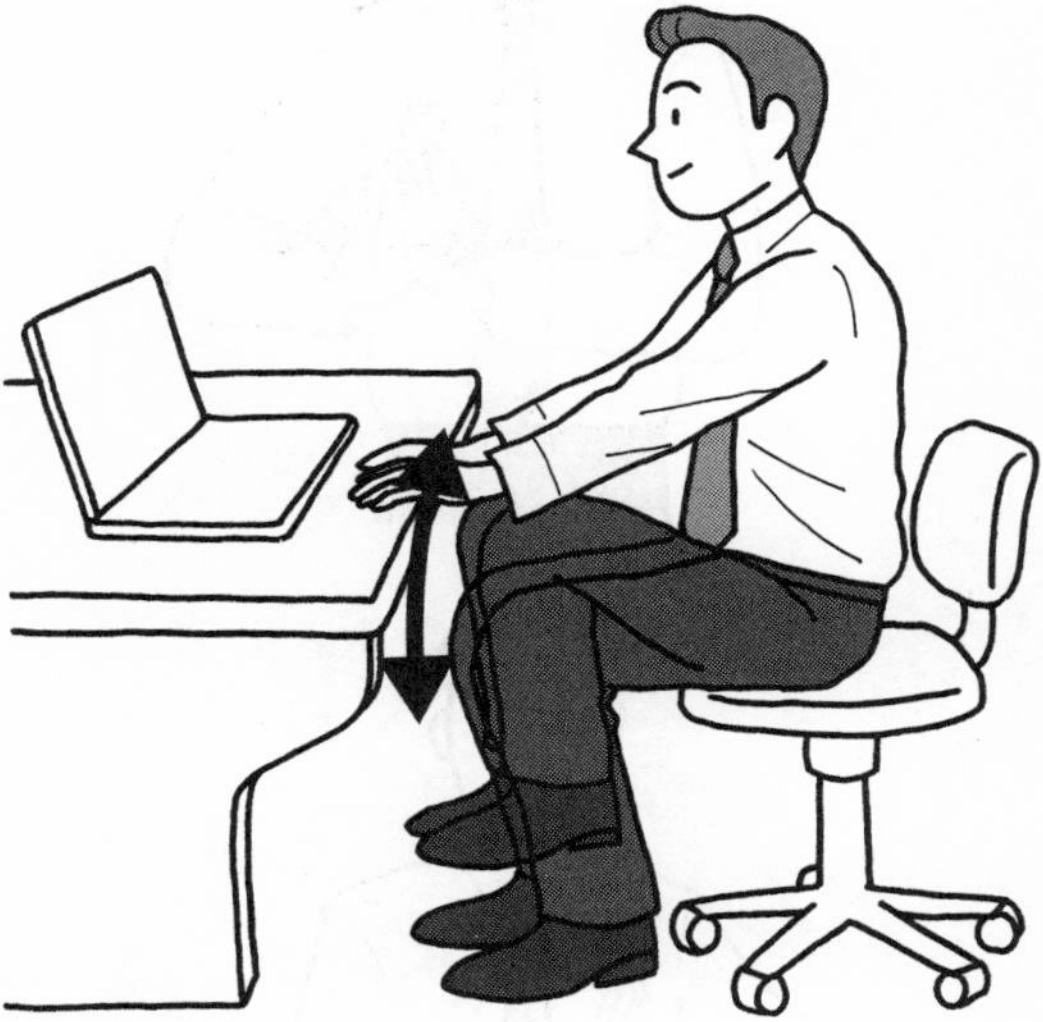

デスクに手をおいて姿勢を安定させて、膝を上げられる範囲で上げて下ろす。

10〜20回程度、無理なくできる範囲で繰り返す。途中で足は地面に下ろさないように。

腹筋群の強化に効果的。

いつでもどこでも パームプレス

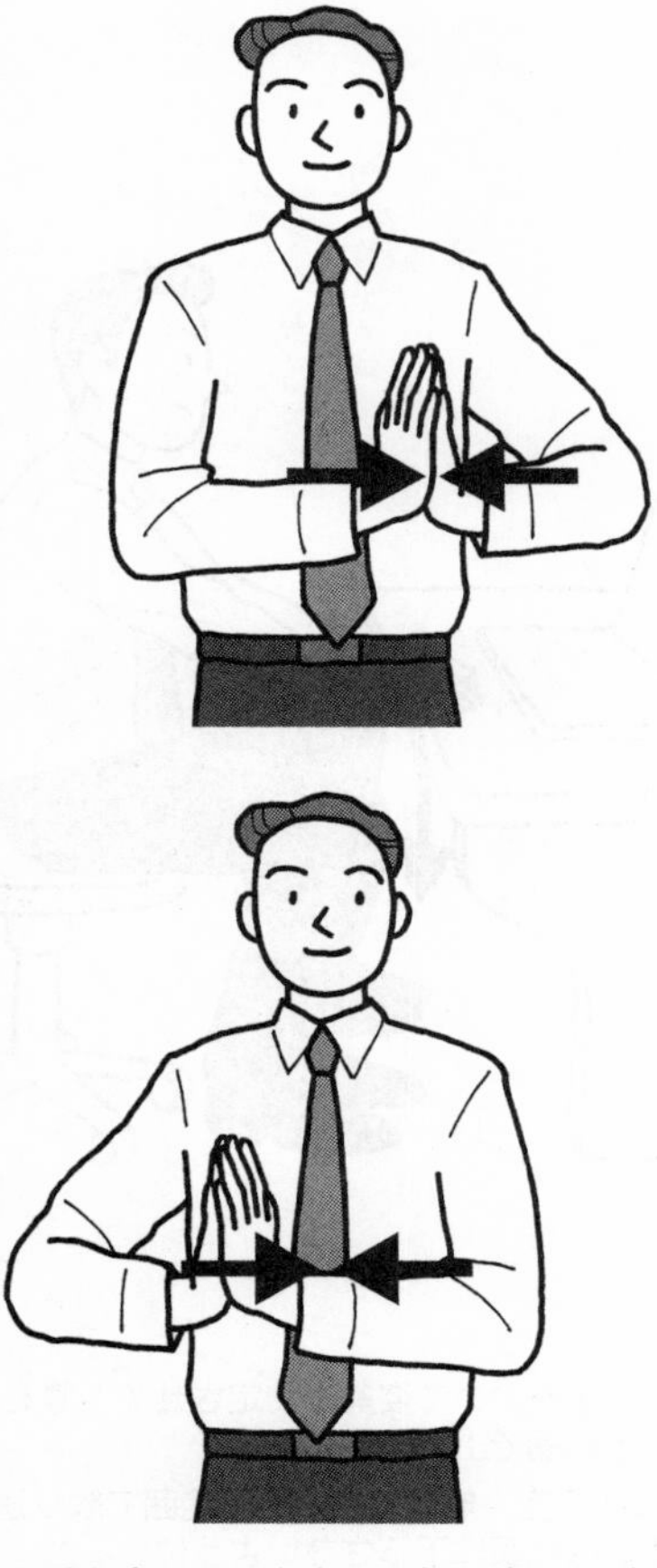

両手を合わせて左右から押し合いながら
左右に交互に動かす。
10往復程度、無理のない範囲で繰り返す。
胸と腕の筋肉に効果的。

簡単にできる「ながら筋トレ」④　いつでもどこでも フィンガープル

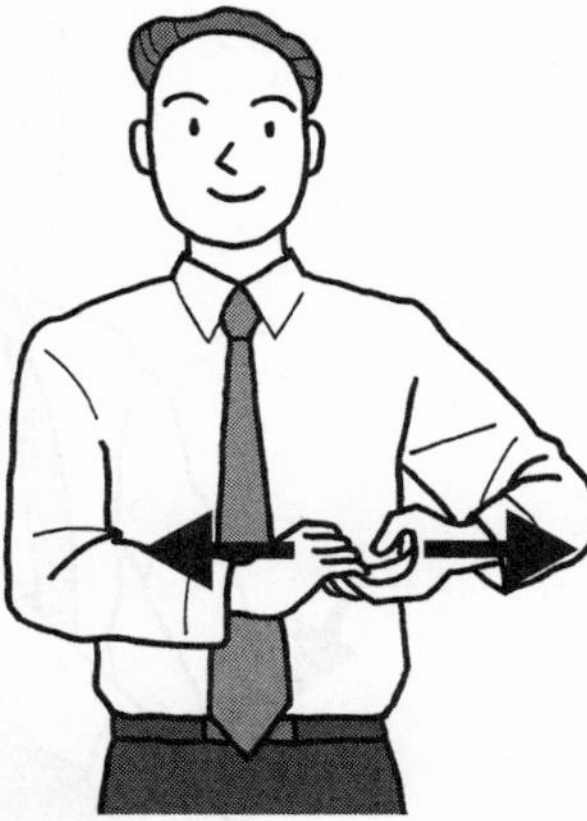

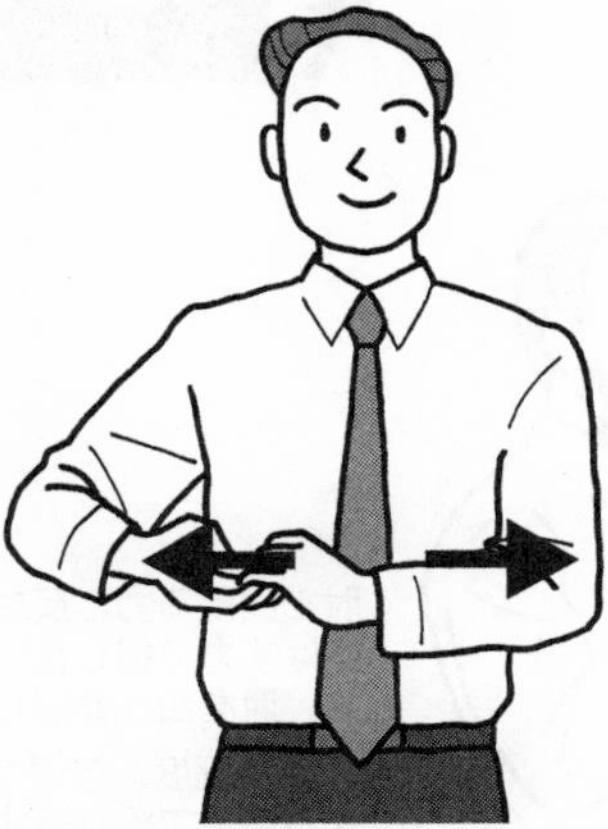

両手の指を組んで左右から引き合いながら、
左右に交互に動かす。
10往復程度、無理のない範囲で繰り返す。
背中と腕の筋肉に効果的。

いつでもどこでもアームカール・エクステンション

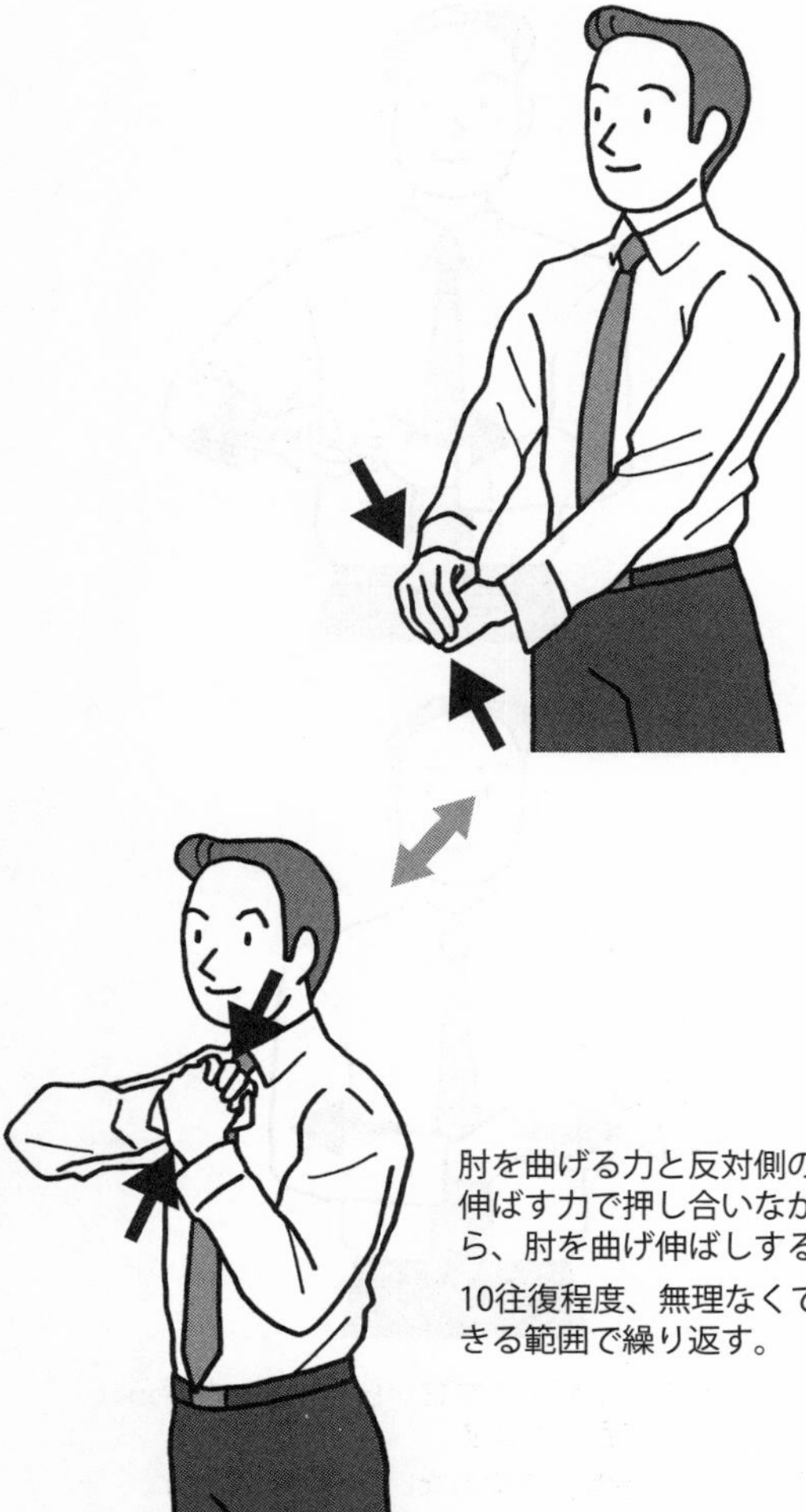

肘を曲げる力と反対側の伸ばす力で押し合いながら、肘を曲げ伸ばしする。

10往復程度、無理なくできる範囲で繰り返す。

簡単にできる「ながら筋トレ」⑥　立ち仕事の合間に ハーフスクワット

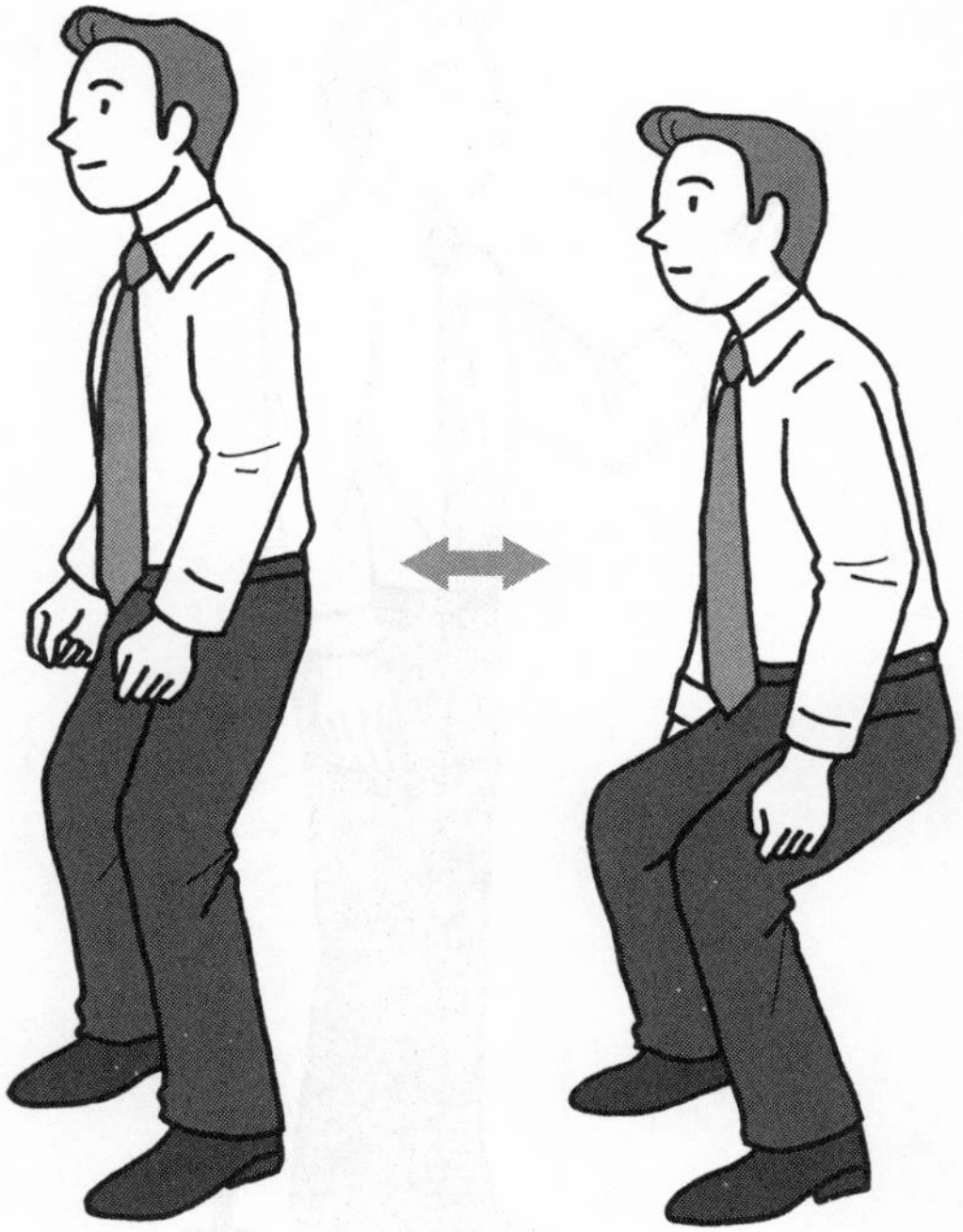

上体を前傾しながら浅くしゃがんで立ち上がる。
10〜20往復程度、無理のない範囲で。
コピーをとる間などがおすすめ。片足に体重をのせてやってもOK。

立ち仕事の合間に カーフレイズ

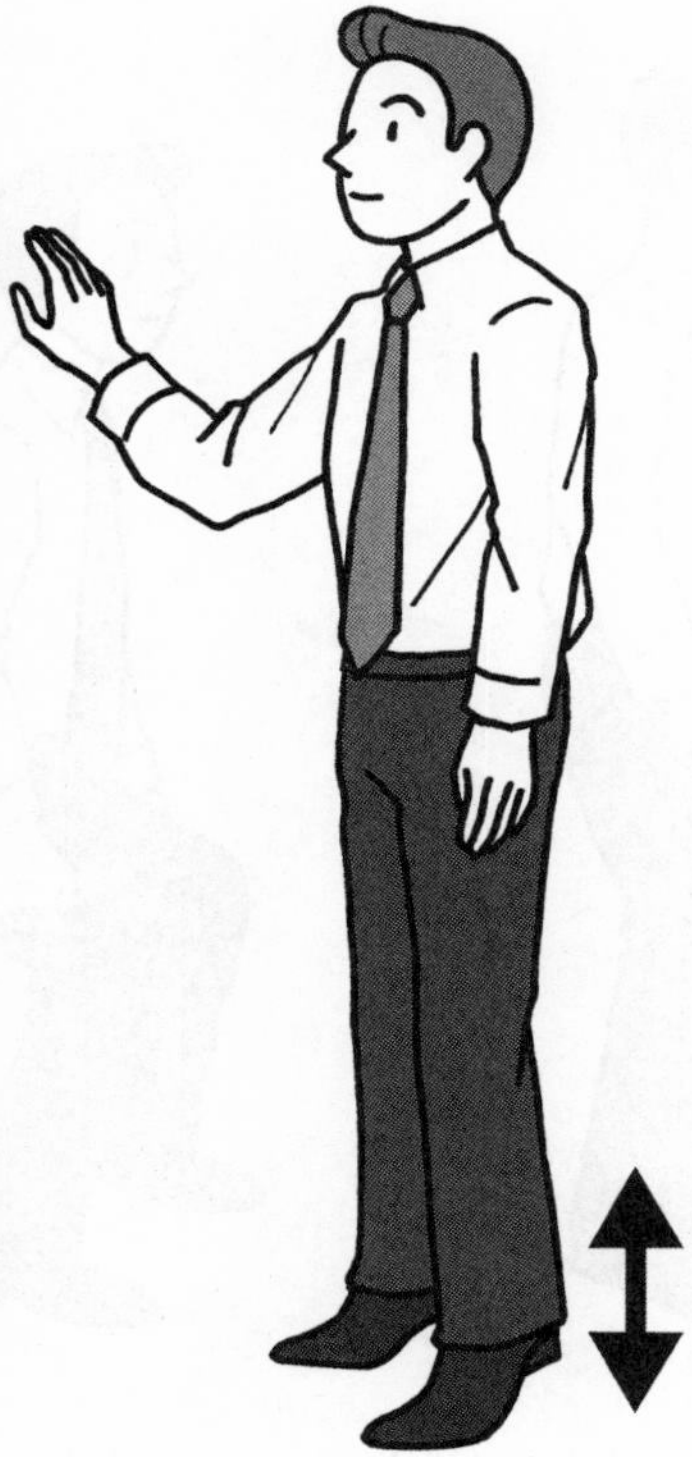

壁や机などに手をついてバランスをとり、
かかとの上げ下げを繰り返す。
10〜20往復程度、無理なくできる範囲で。

●筋トレのロコモ予防以外のメリット

スロトレのような筋トレの効果は、ロコモ予防だけではありません。

脂肪を減らす効果もありますし、ボディラインにメリハリがつき、姿勢も改善。見た目もカッコよくなりますし、ホルモン分泌などによる若返り効果も期待できます。

〈メリット1：脂肪減少〉

筋トレで脂肪を減らせる理由の一つに基礎代謝の増加があります。

3か月間ほど、「本格的な全身の筋トレ」を行うと、**筋肉などの除脂肪体重が約2kg増えて、1日当たりの基礎代謝量が100キロカロリーほど増えるという研究報告があります。**

基礎代謝とは生きているだけで消費されるエネルギー量のこと。100キロカロリーという数字は、体重が70kgの方なら40分程度の散歩に相当します。何もしなくても毎日40分散歩しただけのエネルギー消費が増えることになりますから、これは結構な効果です。

なお、この基礎代謝の変化は筋肉量が増えたから単純に比例して上がったのではなく、筋トレによって、筋肉を含めた全身の代謝率が上がることで生じるとされます。

ですから2kgの筋肉で100キロカロリー増えたから、4kgで200キロカロリー、6kg

で300キロカロリー増える、とはいきません。しっかり筋トレを行うと、一回り基礎代謝が上がる、と理解してください。

また、筋トレによって分泌量が増加する成長ホルモンなどには脂肪減少効果もあります。成長ホルモンはその名のとおり、筋肉などの組織を大きく成長させるホルモンですが、**脂肪を分解し、その減少を促進してくれるというありがたい役割もあります**。

筋トレをすれば成長ホルモンのほかに、ノルアドレナリンやテストステロンなどの分泌も増加します。そしてこれらにも脂肪分解作用が備わっています。

〈メリット2：ボディラインの改善〉

脂肪が減る、ということだけでなく、筋肉がつけばボディラインの改善につながります。**同じ体重でも筋肉がつくと体のパーツの境目がはっきりします**。**そうなると、ボディラインにメリハリが生まれるのです**。また、筋肉は脂肪よりも弾力性がありますので、筋肉があると肉が垂れ下がらずに引き締まって見え、ボディラインにとっては一石二鳥なのです。

また、体幹まわりの筋肉がしっかりつけば、その筋肉でシャキッと背すじの伸びたよい姿勢を支えることにつながります。姿勢の良し悪しも見た目のスタイルに大きく影響するものです。

〈メリット3：若返り効果の期待〉

中年以降になっても余分な脂肪のついた太鼓腹にならず、筋肉もしっかりとついてカッコいいスタイルを維持している人というのは、不思議なほど年をとらないものです。**結局、「カッコいい人ほど年をとらない」のです。**

皆さんの周りにもそういう方はいらっしゃるのではないでしょうか。しっかりと筋肉もついてカッコいいスタイルを維持している人で、実年齢以上に老け込んでいる人というのはあまり見かけません。

その理由として、**運動によって起こるホルモンの分泌亢進や、体が錆《さ》びにくくなるなどと形容される抗酸化能力の向上などが関係している**といわれますが、それだけではないかもしれません。

科学的にはっきりしたことは分かりませんが、カッコよさを維持していること自体に老け込ませないという一定の効果があるようです。皆さんも、普段から筋トレを実行し、カッコいいスタイルを維持して「カッコいい人ほど年をとらない」を実践していただきたいと思います。

筋トレのロコモ予防以外の効果をいくつか並べてみました。筋トレをしてしっかり筋肉をつけることにはこんなにうれしいメリットがあるのです。

ほかにも「筋力の高い人ほど総死亡率が低い」という疫学研究もあります。筋トレは長生きにもある程度効果的といえるでしょう。

●メタボ予防の運動にもロコモ予防の意義はある

ロコモ予防には「しっかり筋トレ」がとても効果的という話をしました。

しかし、だからといっても筋トレ以外の運動に意味がないというわけではもちろんありません。体を動かさない不活発な生活を過ごしていると、加齢による筋肉の萎縮を「さらに加速」してしまいます。

筋トレでなくても、普段から元気にキビキビ動くことには、筋肉の萎縮の進行を抑える効果があります。また、関節機能、神経機能、骨強度の維持というサルコペニア以外のロコモの要素を改善してくれる効果も見込めます。

ですから、日常から活発によく体を動かし、できるならしっかり有酸素運動、といったメタボ対策向けの運動にも、ロコモ予防としての意義があるのです。

2章で紹介したメタボ対策の中で、ロコモ対策として特に推奨したいのは72ページの「階段を下りる運動」と60ページからの「体幹コア体操」の二つです。

●階段下りと体幹コア体操

階段や坂を下りる動きでは、実は脚を伸ばす力を発揮しながら、着地の衝撃に対応します。このような筋力の発揮の仕方をエキセントリック収縮といいます。階段や坂を下りる落下の衝撃を、エキセントリック収縮によって「筋肉で受け止めている」のです。

着地の衝撃を受け止める動きは、筋肉に相当のダメージを与え、これが筋肉を肥大させる効果的な刺激の一つとなります。**ロコモ予防のためにも、下りるときくらいはエスカレーターを使わず、積極的に階段を使いましょう。**

なお、山登りで筋肉痛になるのは登りではなく下りで、ということはご存じでしょうか。下る動作のエキセントリック収縮で筋肉がダメージを受け、その損傷個所に炎症が起きるために、翌日に筋肉痛が起こるのです。

階段を下りる際には、一歩一歩脚を曲げる動作で丁寧に、じっくりと着地の衝撃を受け止めることを心がけましょう。そのほうが筋肉にしっかりと刺激を与えられ、同時に関節への負担を減らすことができます。

また体幹コア体操は、特に悪くなりやすい背骨の関節の動き、改善にとても有効です。関節機能の低下もロコモの一要因です。曲がった腰で杖《つえ》を突くよりも、シュッと伸びた背すじで自分の脚だけで颯爽と歩くほうがカッコいいですよね。毎朝、たった1分の体幹コア体操で、若々しい背すじの状態を維持しましょう。

コラム⓫　恥ずかしい？　街で見かけたプチ筋トレ

実際に私が見た、とある光景の話です。60代と思われる男性が、踏み切り待ちをしている時間を利用して上体をひねりながら左右のももあげ運動を熱心に行っていらっしゃいました。いわば腹筋群等を鍛える、〝プチ筋トレ〟といったところでしょうか。

このような「大胆な動き」の運動は、街中で行うのは恥ずかしくてなかなか行いにくいものですよね。しかし、この男性にとっては「恥ずかしいと思うことより、自分の体にポジティブな行動をすることのほうが大事」ということなのでしょう。

でも考えてみてください。街中でももあげをする人を見て「恥ずかしいのによくできるな」と思うことのほうが、実は恥ずかしいことなのかもしれませんよ。

定年延長時代のこれから、〝常に体のことを考える〟思想が定着して、街中でもこの男性のように堂々と、当たり前のように筋トレを行う時代が来るかもしれません。ちょっと前までは大きく腕を振って歩くウォーキングだって、「恥ずかしい」と躊躇する人がたくさんいたじゃないですか。

コラム⑫ ダンベル体操の古い歴史

ダンベル体操といえば、90年代にNHKなどで放映されたことをきっかけにちょっとしたブームになりました。しかし、その起源をたどるともっと古く、実は100年以上も前にまでさかのぼります。

近代ウエイトトレーニングの父といわれるユージン・サンドウ、彼が1897年に執筆した著書の中に、数kgの軽めのダンベルを用いる運動方法、いわゆる「ダンベル体操」が紹介されました。そしてそれは早くもその翌年には和訳され、日本でも知られることになったそうです。

その中には、自体重で行う基本的な種目の腕立て伏せ、スクワットや腹筋運動に加え、ダンベルを使った筋トレ法が10種目ほど紹介されています。内容を見る限り、本格派のハードな筋トレ本というより「手軽にできる筋力増強法」として著されたものと位置づけられます。

そしてサンドウのダンベル体操は、当時世界中にブームを巻き起こしたといわれています。日本もその例外ではなく、和訳記事を取りまとめた書籍は何十刷も増刷されたそうです。

比較的に手軽にできる運動で（ラクしてできるという意味ではありません）、健康でカッコいい体をつくりたい、というニーズは昔からあったということがよく分かりますね。

コラム⑬ 筋肉痛が怖い？ いや、大丈夫！

運動不足の人がたまにはりきって運動をすると、ひどい場合、1週間くらい生活に支障をきたす筋肉痛が続く場合があります。

特に筋トレは筋肉痛が起きやすい運動です。では筋トレをちゃんとするなら、つらい筋肉痛と付き合い続けなければいけないのでしょうか。それってちょっと嫌ですよね。

でもそこは安心してください。

筋肉には筋肉痛に対する高い適応能力があります。つまり運動刺激に慣れると、次第に筋肉痛が起きにくくなってくるのです。だから「筋肉痛がつらいから筋トレはしたくない」、なんて心配はそれほどいりません。

確かに筋肉がまだ慣れていないうちから筋トレを張り切りすぎると、当然、激しい筋肉痛が起こります。しかも何日も続きますから、それでは筋トレが嫌になってしまうでしょう。

そこで最初のうちは張り切りすぎずに余力を持って行い、徐々にしっかり追い込み、筋肉を慣らしていきましょう。もちろん多少の痛みは起こりますが、日常生活に差し支えるほどのつらい筋肉痛は起こりにくくなるはずです。

最終章

老けない、
病気にならないための
食事のコツ

いつまでも若く、健康でカッコいい体を保つ食事術

●食事で老けない、カッコいい体をつくる

若々しく健康で、ひきしまったカッコいい体でいるためには食事がとても大事。当然そこには気を配るべき、いくつかのポイントがあります。

まず当たり前ですが、皆さんの体は皆さんが食べたものからできています。ですから、見た目の体形も、血液性常や臓器の状態といった体の内面の要素も、体の状態は毎日の食事の積み重ねの結果といえます。

運動などほかの要素ももちろんありますが、おなかの出た、だらしない体形で、しかも血中の脂質や肝機能指標の値のよろしくない人は、そうなる食事をしてきた結果として、今の体があるわけです。

そういわれてドキッとした方もいらっしゃるかもしれません。でも、**食生活に問題があるのであれば、それだけ本章の中に、自分の体を変えるヒントもたくさんある**とポジティブにとらえることもできますよね。伸びしろがあるわけですから。

食事は毎日のことですから、「無理なく習慣として実行できる」ことがやはり大切。「食事制限」という言葉がありますが、食事を「制限する」と考えては苦痛になります。**ここでは制限するのではなく、「いくつかのルールをできる範囲で守る」と考える**ことにしましょう。

ここに挙げるすべてのルールを守ることが理想ですが、そのことで窮屈な食生活、窮屈な人生にはなりたくありません。**自分にとって特に重要そうなものから、もしくは簡単に守れそうなものから取り組むとよいでしょう。**守るべきルールを一つずつ、できる範囲で増やしていってください。

最初のうちは意識してルールを守る必要があるかもしれません。しかし、食事は毎日の習慣のもの。慣れてくれば、だんだんと「無意識のうちに」できるようになってくるはずです。すなわちその食べ方が「習慣になる」ということ。これはすごく大事なことです。

●健康でカッコよくなるための食事のルール

健康でカッコよくなるための食事のルールを挙げていきます。できそうなところから取り組んでみてください。

1、ゆっくり味わって食べよう
2、欲しくないなら食べない
3、朝食抜きはかえって太る
4、夕食はやや控えめに

1、ゆっくり味わって食べよう

〈早食いの人は太っているという事実〉

太っている人の食事風景を見ると、よく噛《か》まずに早食いする人が多い、という印象はありませんか？　**実際、食べる速さと体重の間にはキレイな比例関係が見られるという研究報告があります**（図19）。

中年男性の場合で数字を見ると、かなりゆっくり食べる人の平均BMIは22（170cmの身長なら63・6kg）。それに対し、かなり速く食べる人のBMIは25（170cmの身長で72・3kg）。**その差は身長170cmの場合で計算して、なんと約9kgもあるのです。**

図19

食べる速さと中年男女（平均年齢40代後半）のBMIの関係　　**食べる速さと20歳時点からのBMI増加量**

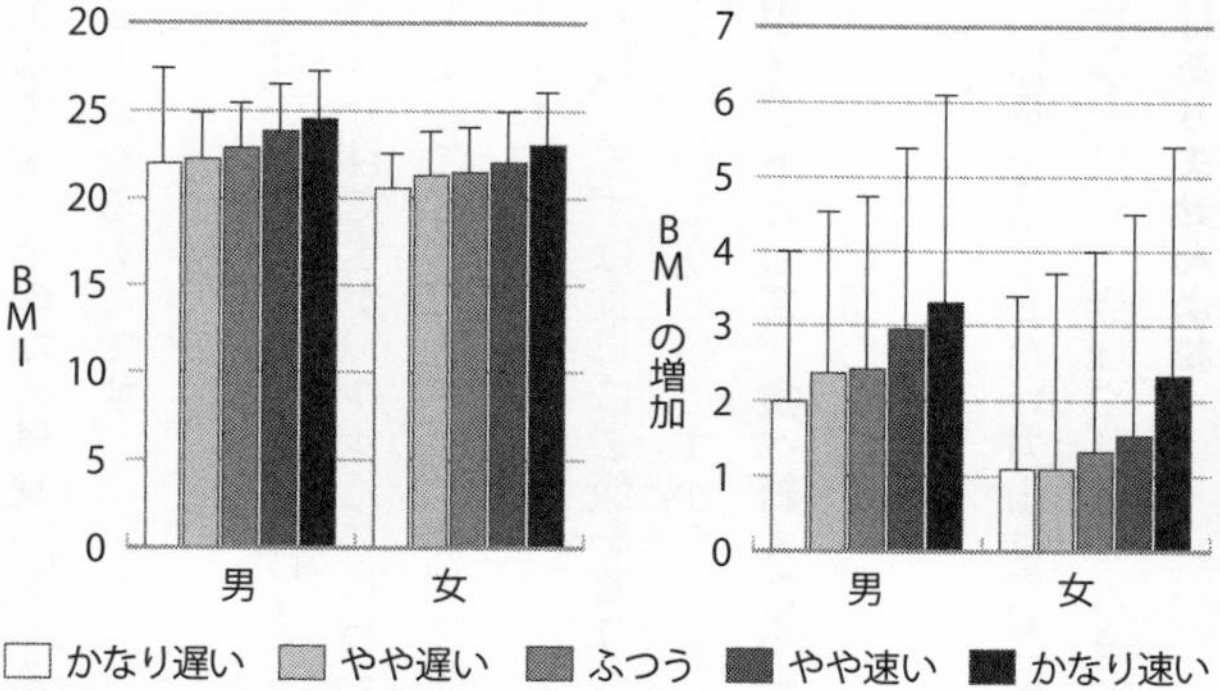

注１）BMI＝体重(kg)÷身長×身長(m)
注２）BMI増加量
注３）⊤の部分は標準偏差を示す
出典）Ohtsukaら、2006より改変

食べる速度が速いほどBMIが大きい、また若いころからの増加が大きいという関係が見られます。

また、20歳時点と中年期とを比べての体重増加量も食べる速さと比例し、早食いの人ほど太っていること、太ってしまうことが分かります。

この原因として、**早食いの人は満腹感に気づく前に食べすぎてしまうことが関係している**とされます。食べすぎはやはり体にはよくありません。

満腹感というのは、主には食事による血糖や血中脂質の濃度の上昇を脳の満腹中枢が感知して生じる仕組みになっていますので、若干の「時間遅れ」が生じます。そのため早食いをすると、満腹を感じるときにはすでに食べすぎてしまっていることになるわけです。

〈食べすぎ防止には、一回箸を置け！〉

目標は腹8分目ですが、ゆっくり味わえば満腹中枢が感知する時間がとれますので、過度な食欲を抑えることができます。無理に腹8分目で「止め」なくてもゆっくり食べることで食欲は満たされやすくなるのです。

そのために、まずは食卓にご飯を盛りつけるときに少なめにしましょう。目の前にあるものは食べきってしまうものですから。そして並べられたものをゆっくり味わって食べます。**さらにポイントとして、食べ終えたら一回箸を置きましょう**。箸を置いて一息ついたころには不思議とおなかが満たされているものです。満腹中枢が十分に食べた、ということに気づいたのです。

ちなみに体重を増やしたい力士は満腹感の時間遅れを利用して、満腹を感じる前に大急ぎで大量の食事を摂り、無理やり体を大きくしています。**太りたくないあなたが力士の真似をする必要はありませんよね**。

〈味わって食べないともったいない〉

せっかくのおいしい料理も、早々と食べてしまってはもったいない。好きな食べ物こそよく嚙んでゆっくりと味わうようにしましょう。

生きている間の食事の回数は限られています。そう考えて、毎回の食事をしっかり楽しみたいものです。

また、食べることは殺生です。肉類は動物や魚を、穀類や野菜類などは植物から、その尊い命をいただいています。**いただいた命が自分の血となり肉となり、生きるエネルギーになる。**また、病気や老化から守ってくれる栄養素もそこにたくさん含まれています。

そのように考えれば、尊い命に感謝して、じっくり味わおうという気にはなりませんか。

〈忙しくなると太る人〉

余談ですが、テレビ収録でご一緒したある芸人の方が、健康上の理由から、太りすぎていることをとても気にされていました。

体重が増えたときの行動として思い当たるところはないかを聞いたところ、「忙しくなるほど体重が増える」。そして、忙しいときほど「早食いになっていた」そうです。**忙しくなるほど急いで食べる。そして気づかないうちに食べすぎてしまうようです。**忙しいときこそおいしく味わって食べて、そこから癒やしを得たいものですね。

2、欲しくないなら食べない

〈行き場のないエネルギーは体脂肪に〉

特に空腹感を感じていないのに、何となく手持ち無沙汰で食べるお菓子類、また職場で時間になると出されるおやつなどは肥満予防の大敵です。身に覚えはありませんか？買い置きしていたお菓子などもかなり危険です。手元にあると、「それほど欲しくなくてもつい手が伸びて」しまいます。むやみに手元に置かないように！

身体が食事から取り込んだエネルギー源、たとえば糖質は、筋肉と肝臓にグリコーゲンの形で主に貯蔵されます。

しかし、その貯蔵容量は1500～2000キロカロリー程度とあまり大きくありません。そして、空腹でないときはほぼ満量になっています。つまり空腹でないときに食べたものは行き場がないため、その多くが脂肪細胞に取り込まれ、体脂肪となるわけです。内臓脂肪の形で増えると糖代謝異常などのさまざまな悪さをします。

そして、甘い菓子類は体脂肪蓄積をさらに助長します。砂糖（ブドウ糖＋果糖）のブドウ糖は血糖を急激に上昇させ、インスリンの働きで脂肪細胞への取り込みが促されます。果糖には脂肪に変換されやすいという特徴があります。また、洋菓子などは脂質を多く含みますが、高脂質食品は脂質代謝を下げ、より体脂肪の蓄積を促すという特徴もあります。

〈無理しておなかに捨てない〉

また、家での食事もそうですが、外食で出てきたものを、欲しくないのに食べきろうとすることはありませんか？

その必要はありません。食べ物を捨てるのは非常にもったいないことですが、それでも「おなかの中に捨てる」よりは幾分ましだと考えてください。

家での食事だったら、無理して食べず、次の食事や間食にまわしましょう。外食だったら、持ち帰り用のドギーバッグというものを利用してみてはいかがでしょう。これを使うと捨てずに済むのでおすすめです。

〈ちなみに空腹時の間食はＯＫ〉

ただし空腹を感じて食べる間食、これは軽めなら、むしろＯＫです。というのも空腹を感じているというのはエネルギー貯蔵庫に空きがあるよ、というサインだから。

私たちの体は飢餓を感じると、エネルギーストックの脂肪を残し、エネルギーを消費する筋肉を落とそうという反応をします。空腹がすぎると、体は脂肪ため込みモード（同時に筋肉分解モード！）になってしまうのです。

空腹でないときの間食はＮＧですが、空腹時はむしろ軽い間食を摂るべき。このことは必ず覚えておきましょう。１日３食にこだわる必要はありません。空腹という体からのサインにはきちんとこたえてあげてください。ちなみに「１日１食」という食事法が流行《はや》ったりもしましたが、これは生理学的には理にかなっているとは考えにくいのです。

また、間食によるこまめなエネルギー補給は、血糖値の急上昇を避けられる点もメリットです。血糖値が急激に上がるとインスリンの作用で体脂肪の合成が促されてしまいます。また、高血糖状態には動脈障害性があり、動脈硬化のリスクにもなります。

体脂肪をつけずに筋肉量を増やしたい、というボディビルダーだとサプリメントも含めて

1日6〜8食程度摂る場合がよくあります。これは小分けに食べることで脂肪の合成と筋肉の分解を防いでいるのです。もちろんタンパク質も毎回しっかり摂っています。

3、朝食抜きはかえって太る

〈朝食はもちろん摂ったほうがよい〉

睡眠による長い絶食のため、基本的に朝のエネルギーのストックは不足気味。そのため、このタイミングできちんとエネルギーを補給することはとても大切です。筋肉の合成を促すタンパク質もしっかり摂りましょう。卵やヨーグルトなら食べやすいと思います。

先述しましたが、朝食を抜いて飢餓状態でいると、体は「脂肪溜め込みモード」になり、かえって太りやすくなります。**朝食を抜く人のほうが太っているという研究報告もあります。**

一方で、朝食でしっかりエネルギーを補給すれば、体温が上がり活力が出て、充実した一日の好スタートを切ることができます。仕事もプライベートも充実することでしょう。活動量が増えればメタボ系の疾患の罹患リスクも下がります。

〈体内時計を合わせて体調管理〉

また、体内時計にその日の始まりを教えるうえでも朝食は大切。

近年、一日の周期に合わせて発現量が増減する遺伝子を観察することで、体内時計を調整する方法というのが分かってきました。

最も体内時計の「針合わせ」をする作用が強く、体に朝の始まりを教えてくれるのは光を浴びることです。それから朝食を摂ること、体を動かすことも針合わせに役立ちます。

体内時計の乱れは糖尿病などの疾患のリスクを高めることが分かっています。体調管理・健康管理の意味でもしっかり朝食を摂ることは大事なのです。同時に窓際で朝日を浴びて、60ページからの体幹コア体操などで軽く体を動かせば完璧でしょう。

やっぱり朝は苦手、という人はジュース1杯、ヨーグルト1個（できれば無脂肪・低脂肪のもの）でもいいので口にする習慣をつけましょう。

4、夕食はやや控えめに

〈ご飯を少し減らしてみる〉

睡眠中は消費カロリーが減るので、寝る前に摂った食事のカロリーは行き場がなくなり、体脂肪になりやすくなります。**ですので夕食はやや控えめに、特に主要なエネルギー源となる糖質（ご飯）は少なめに、を心がけましょう。**

お茶碗を小さめにするなどして、1膳のご飯の量を少なめにするとよいかもしれません。おかずに温野菜などの繊維を加えると、余剰のカロリーを抑えられ、かつ満腹感を得やすくなります。もちろんゆっくりよく噛んで食べることも忘れずに。

〈帰宅が遅いなら夕方に軽食を〉

また、夕食時間を早めにするのもよい方法です。寝る2時間か3時間以上前に摂れると理想的です。仕事柄、どうしても夕食が深夜になる人は、夕方に軽食を摂って、その分帰宅してからの食事を少なめにすることをおすすめします。

体内時計が太る原因に関係していることも分かっています。夜から深夜に多く発現するBMAL1という遺伝子が脂肪の合成を促すことが明らかにされています。夜遅い食事が太りやすい理由の一つになっているといえるでしょう。

いつまでも健康で、元気でいられる食事術

●健康で快適になるためのルール

カッコいい体になるための食事術はご理解いただけたと思います。

では次に体の内側、健康によい食べ方という視点からいくつかのルールを並べてみます。

こちらもできそうなところから取り組んでみてください。

1、色鮮やかなものを食べよう
2、食べる順番を意識すべし
3、薄味に慣れよう

1、色鮮やかなものを食べよう

〈体にいい食品・栄養素って？〉

人体の構造は非常に複雑であるため、その健康にかかわる要素も多様です。そのため、一言で健康によい食品といっても、非常に多種多様となります。

体によいとされる食品の特集がテレビなどでよく扱われますが、その都度違う食品や栄養素が取り上げられますよね。視聴する側としてみれば、「あれやこれやときりがない。いったい何を食べればいいんだろう」などと思ってしまいます。

ではどうすればいいのか？　その答えとなるのが、「目標1日30品目」。体に必要な栄養素は多様なので、たくさんの品目を食べましょう、ということです。そして、その品目を増やすうえで意識したいのが、「**色鮮やかな食卓にする**」ということです。

〈フィトケミカルがあなたの身を守る〉

色鮮やかな食品は多くの色素成分を含みます。

フィトケミカルという言葉を聞かれたことはあるでしょうか。フィトケミカルとは、栄養学的には「身体に必須ではないが健康によい影響を与える可能性のある植物由来の化合物」と定義されます。**フィトケミカルの多くは色素成分ですので、「色鮮やかな」食品にたくさん含まれていることになります。**

「フィト」は植物、「ケミカル」は化学物質の意味。植物が紫外線による活性酸素などから身を守るためにつくり出した物質などと説明され、フィトケミカルの多くは強い抗酸化作用といった、体を守る機能をもちます。

活性酸素による身体組織の酸化は、細胞の老化や、がんなどのさまざまな疾病の進行を進める要因の一つとされています。

フィトケミカルはそれに対抗してくれるのです。**細胞の老化抑制が期待されることからアンチエイジングの栄養素**とも言い換えられそうです。

代表的なフィトケミカルとしては、リコピン（トマトの赤）、β-カロテン（人参のオレンジ）、アントシアニン（ブドウの青）、アスタキサンチン（サーモンやエビの赤）などが挙げられます。どれも有名な栄養素なので聞いたことがあると思います。

植物由来なのになぜサーモンなのかといえば、アスタキサンチンは藻に含まれているため。藻を食べたエビに、そしてエビを食べたサーモンにアスタキサンチンが蓄積されているのです。

〈肉食系でも草食系でもなく、「雑食系」〉

色素成分は植物由来ですので、色鮮やかな食品の多くは野菜・果物から選ぶことになります。**そして不足しがちな食物繊維やビタミン類もそれらに豊富に含まれています。**

一方で動物性食品としては、植物の色素を取り込んだサーモンやエビ、カニなどの魚貝類も色素が豊富です。これらの食品は比較的低脂質高タンパクで、脂質の種類としても血管や脳機能改善に好ましい作用を及ぼすものが豊富に含まれています。

つまり、**色鮮やかな食品を多く摂ることは、色素を摂れると同時に、ほかの種類の栄養素においても、健康によいものをたくさん摂ることになるわけです。**

「肉食系」「草食系」などという言葉をよく聞きますよね。生き方としてはどちらにもよさがあると思います。しかし実際の食事について考えるなら、どちらかに偏ることのない「雑食系」が正解。いろいろな食材を、色鮮やかなものを中心に積極的に摂ってください。

〈実は体によい着色料も〉

着色料と聞くと「食品添加物だから体に悪い」というイメージがあると思います。

しかし、近年はフィトケミカルでつくられた着色料が増えており、この場合は着色料がむしろ体によいともいえます。着色料＝悪とは限らないのです。

［例1］
調味料（アミノ酸等）、着色料（紅麹、カロチノイド）、膨張剤、酸化防止剤（ビタミンE、ローズマリー抽出物）、

［例2］
あめ、デキストリン、食塩、安定剤（アカシアガム）、着色料（黄5、赤40、黄4、青1）、乳化剤（大豆由来）、光沢剤、

原材料名表示の例：例1は着色料として植物の色素を用いている例、例2はタール系着色料を用いている商品の例。どちらを使っているかは、商品全体の信頼性・安全性を推し量る一つの目安になるといえます。チェックする癖をつけたいものですね。

着色料はその原材料を記載する義務があります。実例の原材料表記の抜粋を上に示しますので見てください。

植物の色素成分でつくられている場合は、「着色料（紅麴、カロチノイド）」などと表記されています（例1）。対して「黄5、赤40」などと表記されているもの（例2）。こちらの着色料は石炭から抽出したタールなどが原材料です。

当然、タールにはフィトケミカルのような健康効果はありませんし、ものによっては発がん性なども指摘されています（通常の摂取量では問題なし、とされていますが）。

健康志向の広がりなどからか、近年ではタールを使った製品は減ってはいますが、なくなったわけではありません。タール由来の色素のほうがコストがかからないからでしょうか。

一方でフィトケミカル由来の着色料を使った製品からは、「多少コストがかかっても、体

によいものを提供する」というメーカーの姿勢が感じられます。
フィトケミカルか、タールか。**どちらの着色料を使用しているかは着色料のことだけでなく、その商品全体の信頼度を推し量るよい目安になるといえそうです。**

2、食べる順番を意識すべし

〈いきなり箸をつけるの、ちょっと待った!〉

食べる順番が大事ということを聞いたことはあるでしょうか。繊維質が豊富な野菜類から先に食べて、主食のご飯やパンは後にするといった方法です。

順番に食べることの狙いは繊維豊富な野菜から食べることで、食事による血糖値の上昇をゆるやかにすることにあります。先に食べた繊維がおなかの中で後から食べた糖質の吸収を邪魔してくれるわけですね。この食べ方で、実際に血糖の上昇がゆるやかになることが報告されています。

たとえば「野菜→そのほかのおかず→ご飯」の順に、完全に分けて順番に食べる方法が提唱されたりしています。確かにそのような食べ方で食事を楽しめればよいのですが、ちょっと難しいですよね。無理なく実践できる方法として、「野菜のおかずを最初に食べる」方法をおすすめします。これだけでも多少程度は変わりますが、同様の効果が期待できます。

〈糖尿病、動脈硬化、また肥満の予防にも〉

血糖の急上昇を抑えられる食べ方は、糖尿病の方に適しています。高血糖状態には動脈障害性があるため、血糖の上昇抑制は動脈硬化の予防にもつながります。

さらに血糖の上昇をゆるやかにできると、血糖を取り込むインスリンによる体脂肪の合成作用を抑えられますので肥満予防にも。先に繊維豊富な野菜を食べることで胃が膨らんで満腹感を得やすくなり、その分食べすぎを抑制できるというメリットもあります。

食事内容を変えるのは大変ですが、野菜を最初に持ってくるよう、順番を変えるだけなら難しいことではないと思います。それでも難しければ、食前に1杯の野菜ジュース（果汁混合でないもの）を飲むことから始めてはいかがでしょう。

3、薄味に慣れよう

〈塩の必要量は1日たったの1グラム！〉

塩分を摂ると、その濃度を薄めようと（浸透圧を一定に保とうと）、血液中に水分が取り込まれ、その量が増加します。すると、多くの血液を心臓が強い拍動で送らなければいけないために血圧が上がります。**高血圧状態が続くと動脈に強い力をかけ続けることになるため、動脈がそれに対して硬く変性、つまり動脈硬化が進みます**。

また、高塩分は胃に対する刺激が強く、胃がんのリスクも上がります。塩を排泄するため腎臓への負担も大きくなります。こうしてみると塩分の摂りすぎにはいろいろとマイナスがありますね。

厚生労働省の食事摂取基準では塩分は上限値のみが設定されていて、男性1日10g、女性9g未満となっています。高血圧学会の定める高血圧の人に対する基準は、6g未満。

では、摂らなければいけない必要量はどのくらいかというと、わずか「1日1g程度」で十分と考えられています。

日本人の平均塩分摂取量は11〜12g程度もあり、不足することはまず考えられない。そのために上限値のみの設定となっているのです。そういった背景を理解し、塩分に関しては、「可能な限り減らす」という姿勢が必要となります。

〈ヘルシーなはずの和食が塩分過多を招く〉

和食はヘルシーだとよくいわれます。「和食：日本人の伝統的な食文化」がユネスコ無形文化遺産に登録され、その認識がさらに強まったように思われます。

しかし、塩分に関しては実はあまりよろしくないのです。たとえば、有名和食チェーン店の定食メニューを見ると、だいたい1食で5～6g程度。さらにここに醤油をどぼどぼと回しがけでもすれば、たった1食で1日の上限に達してしまいます。特に問題なのが味噌汁。ものにもよりますが、1杯で平均2g程度もあるのです。

現在、長寿日本一の長野県ですが、もともと漬物をよく食べる高塩分な食習慣のため、かつては脳卒中発症率が日本一だったのは有名な話。**そのことを問題視した行政が減塩啓発を進めた成果が、今の長寿日本一の理由の一つと考えられています。**

〈減塩のテクニック〉

単純に減塩を追求すると食事が味気なくなり、おいしさが犠牲になることもあるかもしれません。そこで、できるだけ味覚を損なわずに減塩するテクニックを以下に挙げていきましょう。

・無塩の調味料を使う

にんにく、酢（塩分を含むすし酢を除く）、しょうが、わさび、からし、唐辛子、オリーブオイル、ごま油、バジルなど、塩分のない調味料を積極的に利用しましょう。しそ、にら、しいたけ、炒めた玉ねぎ、レモンやゆずなども調味料として使えます。しかも風味も豊かになって、料理もよりおいしくいただけます。

・塩味は表面だけに

塩を食材全体になじませるのではなく、食べる前に適量を振りかけ、「舌の触れる表面部分」に塩があるようにします。醬油やソースなども同様。たとえば、寿司ならネタの表面、舌の触れる部分だけに醬油をつけて食べましょう。

・食事は適度に冷ます

提供された料理は熱いうちに、などとあわてて食べてしまいがちですが、実は熱いほど塩気を感じにくくなります。熱すぎる食事は咽頭がんのリスクにもなりますし、アツアツより、「温かい」くらいで食べましょう。

・味噌汁を食べるなら

具を増やせば、塩分の多い汁の部分を減らせます。具を野菜たっぷりにすれば塩分排出作用のあるカリウムをたくさん摂れるのもメリット。

・表示を見よう

外食時や弁当類を買うときは、なるべく塩分の表示を見てメニューを選ぶ習慣をつけましょう。1食で塩分5g以上(ナトリウム表記で2g以上)は明らかに多すぎです。

以上、できそうなものから積極的に取り入れてください。

塩分多めの食生活に慣れてしまうと、塩味に対する感度が下がり、味を薄く感じやすくなるという報告があります。**濃い味の習慣は塩味を感じにくくさせてしまうのです**。言い換えれば減塩が習慣化すれば、塩味への感度が上がるといえます。薄味だって慣れればおいししい！

控えたい脂肪、必要な脂肪

●高脂肪食品は麻薬と同じ？

「高脂肪食品は麻薬と類似の作用がある」というモントリオール大学のマウスを用いた研究報告は、世の中に大きな衝撃を与えました。**脂肪の高い食事は麻薬と類似した快楽作用を脳に及ぼし、また麻薬と類似した中毒性があるというのです。**

そもそも少ない量で多くのカロリーを持つ脂質は、われわれ動物にとって貴重な栄養素。それだけに体は脂質を強く欲するようにできているのでしょう。

なお、脂質のカロリー9キロカロリー／gは、糖質、タンパク質の4キロカロリー／gの2倍強程度ですが、これはあくまで乾燥した重量の場合。食品の水分量を考慮するとその差はさらにずっと大きくなります。肉の脂身の水分量は20％程度ですが、主にタンパク質でできた赤身は70～80％が水分、主に糖質でできたご飯などだと60％が水分です。

それを考慮すると、同じ量を食べたときの脂質のカロリーは、糖質、タンパク質の2倍どころか4~9倍にもなるわけです。ですから、脂質によるカロリー過剰の影響はかなり大きいのです。たとえば同じ肉ならほとんどタンパク質のササミは100gで約100キロカロリー。一方で脂質たっぷりのカルビなら100gで500キロカロリーを超えてしまいます。

脂質は麻薬作用さえある「おいしい」ものですから、人生を豊かにするうえでの大事な栄養素といえますよね。一方で、甘い誘惑に負けて摂りすぎてしまえば、肥満に対しても健康に対しても非常に大きな影響を与えます。上手なつき合い方を考えなければいけません。

●高脂質食品はこんなにも太りやすい

脂肪ののった肉汁溢《あふ》れるステーキ、生クリームたっぷりのケーキなど、脂質の多い食べ物は「太る」というイメージが強いと思います。**実際に高脂質食品が太りやすいことは、経験的にも学術的にも分かっています。**

動物実験で肥満モデルを作成するときは高脂質食を与える方法が標準とされているくらいです。研究者として断言できますが、それはもう、期待どおりに太ってくれます。

脂質も重要な栄養素。確かに必要ですが、摂りすぎは肥満を誘発します。そして肥満はさまざまな病気のリスクを増加させます。

高脂質食が肥満を誘発する原因として、前述のとおり同じボリュームを食べたときのカロリーが数倍も高いことが挙げられます。しかし、脂質が肥満を誘発する理由は実は高カロリーだから、だけではないのです。

摂取カロリーが同じでも、高脂質の餌を食べたラットでは、体重が変わらないままで体脂肪率だけが大きく増加したという報告があります。カロリーが高くなくても高脂質食は体脂肪を増やすのです。

高脂質食には体脂肪の分解を抑制する作用、ミトコンドリアでの脂質の燃焼反応を低下させる作用のあることが分かっています。**高脂質食は「体脂肪をエネルギーとして使いにくくする」ので脂肪がつきやすくなるのです**。

また、高脂質食は、食欲を抑えるレプチンというホルモンの分泌を減らしてしまいます。レプチンに対する感受性も低下させます。つまり、**高脂質食品を摂っていると、レプチンが働かないため食欲の抑制がきかず「食べすぎてしまいやすい」という要素まであるのです**。

●「肉よりも魚を」の理由

とはいえ、ひとことで脂質といっても、それに含まれる「脂肪酸」の種類によって肥満や健康効果には違いがあります。ここで脂肪酸について簡単に説明しておきましょう。

食事に含まれる脂質の大半は中性脂肪（トリグリセリド：TG）です。そして中性脂肪の大半は脂肪酸で構成されますので、食事の脂質は大半が脂肪酸ということになります。

脂肪酸は、炭素の二重結合のない飽和脂肪酸と、二重結合が一つだけある一価不飽和脂肪酸、二つ以上ある多価不飽和脂肪酸の三つに大別できます。

肉類や乳製品に多い飽和脂肪酸の摂取では、魚油などに多く含まれる多価不飽和脂肪酸（DHA、EPAなど）と比べて脂質がエネルギーとして使われにくく、体脂肪の蓄積量が大きくなることが報告されています。

ですので体脂肪が気になる方は、飽和脂肪酸の多い肉類や乳製品を摂りすぎないようにすべき、ということになります。「肉より魚」は、主には動脈硬化対策などの健康面からいわれる言葉ですが、肥満対策にも重要な意味を持つのです。

●脂肪酸の種類は動脈硬化・認知症とも関連する

さらに肉類に豊富に含まれる飽和脂肪酸は、動脈にコレステロールを付着させて動脈硬化を進めるＬＤＬ（いわゆる悪玉コレステロール）を増加させ、さらには付着したコレステロールを回収して動脈硬化を改善するＨＤＬ（いわゆる善玉コレステロール）を減少させてしまうことが認められています。対して、魚に豊富な多価不飽和脂肪酸はＬＤＬ（悪玉）を減らします。

肉の脂身は「悪い脂肪」、植物油や魚の脂身は「善い脂肪」などといわれる主な理由は、このような動脈硬化に与える影響の違いにあるでしょう。

なお、魚の多価不飽和脂肪酸等による脳血管の状態改善は、脳血管性認知症の予防にもつながります。脳血管性認知症は全体の15％ほどですが、70％程度を占めるアルツハイマー型認知症にも実は有効です。

アルツハイマー型認知症は、脳内に老人斑（アミロイドというタンパク質）が蓄積するために起こるとされますが、この老人斑形成予防にも魚に含まれる脂肪酸が効果的だということが分かっています。脳神経の炎症を抑える作用や、脳神経の材料となることなどがその理由とされています。

魚を週3回以上食べる習慣がある人は認知症のリスクが半分になるという研究もあります。

魚の脂肪酸は「頭」によいのです。

●各食品の脂肪酸組成

さて、肉類には飽和脂肪酸、植物油や魚には不飽和脂肪酸という流れで話を進めてきましたが、**正しくは、ほかの食品と比べて「飽和脂肪酸の割合が多い」「不飽和脂肪酸の割合が多い」となります**。

各食品の脂肪酸組成を図示します（図20）。飽和脂肪酸、一価不飽和脂肪酸、多価不飽和脂肪酸であるn－6系とn－3系の四つに分けてグラフ化しています。

多価不飽和脂肪酸を二つに分けたのは、n－6系とn－3系で、体に与える生理作用に大きな違いがあるからです。

魚油に豊富なn－3系は前述のとおり血管、脳機能などへ望ましい影響を与えます。揚げ物など調理によく使われる植物油に豊富なn－6系も大切な脂肪酸なのですが、摂りすぎると悪玉のLDLを増やしたり、炎症を誘発したりすることが知られています。

肉類では、牛肉、豚肉の場合は飽和脂肪酸の割合が40～50％程度（残りの50～60％が不飽和脂肪酸）と多めです。鶏肉なら飽和脂肪酸の割合が30％程度と牛、豚よりやや少なめにな

図20｜各食品の脂肪酸組成

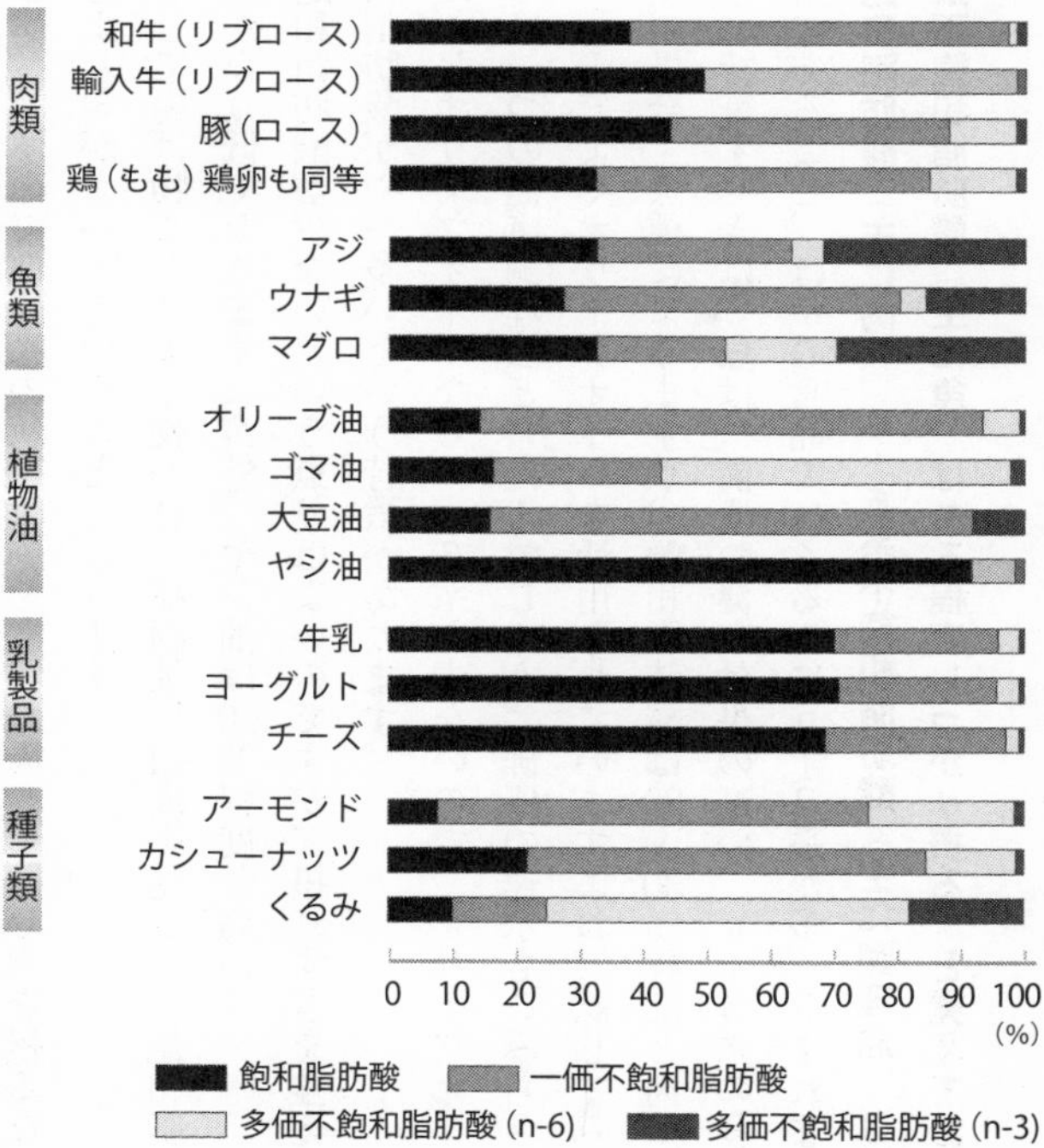

肉類は悪玉の飽和脂肪酸が多めである。最も飽和脂肪酸が豊富であるのは、乳製品であることは覚えておきたい。対して、魚には善玉のn-3系の多価不飽和脂肪酸が多い。

ります。ですので血管系の状態改善を考えた場合、同じ肉を摂るなら「脂肪酸組成的には牛や豚より鶏がよい」ということになります。

そして揚げ物などによく使われる植物油の組成を見ると、飽和脂肪酸の割合は5～15%程度とかなり低くなります（例外：ヤシ油は90%程度と高い）。

飽和脂肪酸が少ないという点ではよいのですが、摂りすぎを控えるべきn－6系の多価不飽和脂肪酸がやや多いという特徴があります。

ただしオリーブオイルならn－6系が少ないので、オリーブオイルで揚げ物をつくるというのは一つの健康調理法といえるでしょう。俳優の速水もこみちさんも、テレビ番組の料理コーナーでよくオリーブオイルを活用されていますよね。試してみてはいかがでしょうか。

魚の場合、魚種によりますが、飽和脂肪酸は20～30%程度と肉類よりはおおむね低めです。そして特筆すべきは、魚は、前述の健康効果の高い、n－3系の多価不飽和脂肪酸が非常に豊富であること。ほかの食品ではくるみにn－3系が多く含まれます。

飽和脂肪酸（主に肉）、n－6系不飽和脂肪酸（主に調理油）は摂りすぎないよう、n－3系不飽和脂肪酸（主に魚）はある程度しっかり摂る、と覚えておきましょう。

●飽和脂肪酸の横綱、「乳脂肪」

各食品の脂肪酸組成に触れましたが、ここで見逃してはいけないのは乳製品の飽和脂肪酸の多さです。

実は牛肉や豚肉の脂身より、乳脂肪はさらに飽和脂肪酸の比率が高いのです。牛乳や牛乳からつくられるヨーグルト、バターやチーズ、生クリームなどの乳製品に含まれる乳脂肪の脂肪酸は、なんと70％程度が飽和脂肪酸で構成されています。

牛乳というと、カルシウム、タンパク質が豊富で「体によいもの」というイメージを持たれることが多いようです。しかし、**牛乳はコップ1杯200㎖に7g程度もの脂肪を含むこと、そしてその脂肪には飽和脂肪酸が極めて多く含まれることはあまり知られていません。**脂肪7gは、ショートケーキ半個分に相当します。

また、ヨーグルトは牛乳以上に体によいイメージがありますが、ヨーグルトの脂肪も牛乳とまったく同じ乳脂肪。悪玉のLDLを増やす作用でいえば、肉類以上によろしくないのです。

ですので牛乳やヨーグルトを摂るなら、無脂肪や低脂肪のものを選ぶとよいでしょう。味も悪くありません。

チーズならカッテージチーズが低脂肪です。なお、低脂肪や無脂肪のヨーグルトでも乳酸菌の含有量や質には関係しませんのでご安心ください。乳酸菌が発酵するのは糖質です。

●オリーブオイル信仰はちょっとまった！

不飽和脂肪酸の一つのオレイン酸には強いＬＤＬ（悪玉）低下作用が認められることから、オレイン酸が豊富な（含有率75％程度）オリーブオイルは健康にいい油だと広く認識されています。それ自体は間違いではないのですが、「オリーブオイルは体にいいからたくさん摂ろう」という考えには少し問題があります。

実は牛、豚、鶏など肉類の脂肪酸はいずれも半分程度がオレイン酸。**そもそも肉類の脂質にはオリーブオイルがたくさん入っているようなものと考えていいわけです。**

ですから、肉を食べている人の場合、オリーブオイルを積極的に摂る必要性は低いといえます。不飽和脂肪酸とはいえ、多量に摂れば当然カロリーオーバーになりますし、摂りすぎると、逆に心疾患のリスクが上がるという報告もあります。

ですのでオリーブオイル摂取に対する解釈の仕方としては、

- オリーブオイルは脂肪酸組成が優れているので、調理の際、バターなど脂肪酸組成のあまり望ましくない脂の「代用」として使うとよい
- オリーブオイルに含まれるオレイン酸は肉類にも豊富に含まれているので、積極的に摂るまでの必要性はない

くらいに理解していただくのがいいでしょう。

●やや脱線、食パンとご飯の大きな違いとは

ちょっと横道にそれますが、私たちがよく食べる、食パンとご飯（米）との違いについて少し触れておきましょう。ここには含まれる脂質に大きな違いがあります。

もちろん製品によりますが、市販されている食パンには、実は結構な量のバターが含まれています。

たとえば食パン1斤に10gほどもバターが含まれているのです。もちろんここには、皆さんが塗るバターの分などは含まないで、です。

なお、ニューヨーカーの好むベーグルやヨーロッパの食パンはほとんどバターを含みませ

ん。だからいずれもパサパサ。バターたっぷりでしっとり、というのは日本だけの特徴のようです。

バターの含有量以外にも、食パンには多くの塩分（1斤に塩5g程度）と砂糖（1斤に10g程度）が含まれるという特徴もあります。塩分の過剰摂取は血圧を上げ、砂糖の含有は血糖上昇速度を高めますので、食べすぎは動脈硬化や肥満の原因となります。

対してご飯の脂質はほぼゼロ、塩も砂糖もゼロです。**食パンは、同じ主食であるご飯の代替のように考えがちですが、実はその中身がかなり異なることは覚えておきましょう。**

●パンをおいしく健康的に食べよう

とはいえ、食パンはおいしいし、食卓の中心にあることは事実です。

そこで前記の問題をあまり気にせず、食パンを楽しむ方法を以下に紹介しましょう。わが家でいつも行っている方法ですが、パン焼き機で焼く際、材料を少し工夫します。

まず使うバターをオリーブオイルに代えて、さらに量もやや控えめにします。それでも味に問題はありません。むしろ風味が増しておいしいくらいです。

さらに全粒粉を使うことで血糖を上げる速度の指標であるＧＩ値を下げます。精製度の粗い全粒粉は消化に時間がかかるため、ＧＩ値がぐっと低いのです（ＧＩ値は50程度。玄米と同等の数値です）。ちなみに全粒粉はインターネット通販で安価で入手できます。

塩と砂糖はパンの粘り、膨らみに必要ですのであまり変えられません。そこで２〜３割程度控えるようにします。このくらいであればきちんとしたパンに仕上がります。

お好みでドライフルーツやナッツ類を入れるのもよいでしょう。色鮮やかなドライフルーツはフィトケミカルが豊富です。ナッツには不飽和脂肪酸が豊富だし、特にくるみからはｎ－３系の多価不飽和脂肪酸を摂ることができるのでこれもおすすめです。

●肉は熱いうちに食え！

最後に健康の話だけでなく、脂肪酸の種類とおいしさに関する話にも触れておきましょう。

飽和脂肪酸の多い牛脂などは常温で固体の「脂」、不飽和脂肪酸の多い魚油や植物油は常温で液体の「油」です。これは飽和脂肪酸と不飽和脂肪酸では融点（液体になる温度）が異なるから。

飽和脂肪酸は構造が安定しているため融点が高く、不飽和脂肪酸はその逆に融点が低くなります。飽和脂肪酸の割合が多いほど溶けにくく、不飽和脂肪酸が多いほど溶けやすくなります。

そしてこのことが「舌触りのなめらかさ」、いわゆるジューシーさに強く関係しています。これは味覚上非常に重要なポイントとなります。

脂質の融点は、牛脂が40～50℃、豚脂が30～45℃、鶏脂が30℃程度、植物油や魚油はほとんどが常温で溶けます。お刺身が冷たくても口溶けがよいのはこのためです。そして鶏肉は冷めても、よく嚙めば舌の上で脂肪がとろけて、なめらかな舌触りとなります。

ただし、融点の高い牛脂の場合は高温の状態でようやくなめらかな舌触りになりますので、ステーキや焼き肉は熱いうちに食べないとおいしくない。熱い鉄板の上にステーキをのせたまま提供されるのはこのためでしょう。

「鉄は熱いうちに打て」ではありませんが、「(牛)肉は熱いうちに食え!」ということですね。

ただし熱すぎはヤケドや咽頭がんなどのリスクを高めますので、ほどほどに。

コラム⑭ 食事に気をつけている、なんて〝当たり前〟

「やっぱり食事には気をつけているんですか」などと聞かれることがあります。

もちろん常に気をつけています。というより、特に意識することなく自然と気を配っているのですが、なんだか照れくさいのでこれまでは「いや、まあ」などと答えていました。

体のすべての細胞は食べたものからできています。そして、その細胞一つ一つの状態に、これまでに食べてきた食事の栄養素が強くかかわっています。

そんな食事ですから、それに気を遣うことは考えてみれば「当たり前」であるべきですよね。醬油をかけすぎない、味わってゆっくり食べて腹8分目にとどめる、などなど。当たり前のこと、と思えばすんなりできるはず。自然にできるようになれば、気を配ることもそれほど窮屈には感じないでしょう。

ということで、もしこの質問をいただいたら、これからは「当たり前です」と、堂々と答えようと思っています。皆さんも、もし聞かれることがあったらそう答えるようにしてください。

「食事に気をつける、なんて当たり前」を合言葉に。そんな考えが普通に広まるとよいですね。

コラム⑮　外食が悪いわけではなく、問題は選び方

一般的に「外食は体に悪い」「外食は肥満のもと」といったイメージがあるようです。お店やメニューによっては保存が利くように食塩を多く使っていたり、調理の手間がかからないよう、揚げ物が多かったりするのは確かでしょう。しかしそれ以上に、問題は「選び方」にこそあるのではないでしょうか。

外食ならお店もメニューも豊富。その豊富な選択肢の中から自分で好きに「選ぶ」ことができるのです。揚げ物は好きだけど野菜は嫌い、といった不健康な嗜好のある人にとっては、外食はどこまでも不健康な食事になるわけです。

しかし言い換えれば、自由に選択ができる外食は、健康な思考を持ちさえすれば、家でつくる以上にヘルシーな食事にもなりうるわけです。家でつくる食事で30品目を満たすのはなかなか大変。ですが外食ならそれも容易になります。

店やメニューを選ぶ際、気を遣えばむしろ外食は体によいものに変わります。最近はカロリーや塩分の含有量を示している店も多いので、選ぶときの手助けになるでしょう。

おいしく楽しめる範囲からで構いません。今日から少しだけ気をつけてみることをおすすめします。

コラム⑯　運動と認知症——運動は頭にもよい!?

近年、「運動が脳機能によい影響を与える」ことを示す研究が数多く報告されています。

運動することによって筋肉から分泌されるイリシンという物質や、運動で興奮性が増すことによって分泌されるドーパミンやノルアドレナリンの作用などにより、脳神経の栄養因子の生成が促されたり、脳の神経細胞や細胞同士のつながりの増殖が起こることなどが報告されています。脳機能の改善効果から、認知症の予防としても期待されています。

また、元気に動けているうちは、運動指令を出す脳の運動野といわれる部分の活動が高まります。動くことによって得られる、さまざまな情報に対応するための脳神経活動も盛んに行われます。

逆に動かずにじっとしていると、外部から入ってくる情報も、それに対応する脳活動も激減し、脳機能を低下させる可能性があります。臨床的には、寝たきりになって体を動かさなくなると、急速に認知症が進むことが多いことが知られています。

現段階では「どのような種類の運動や、どのような強度の運動がよいのか」などの詳細までは解き明かされていませんが、活発に体を動かすことが頭によいことは間違いないようです。

「体も頭も元気に」といきたいものですね！

おわりに――「100まで歩ける」若々しい体のために、明日からでなく今日から始めよう

●「100まで生きる」ではなく「100まで歩ける」

長生きをする人が増え、「人生100年時代」とよく耳にするようになりました。百寿者は確かに増えましたが、100歳まで元気に、自分の脚で自活できている人はどれくらいいらっしゃるでしょうか。

要介護認定率でみると、90歳以上では実に7割の人が要介護認定を受けています。つまり、90歳以上で介護なしで自活できている人は、3割しかいないことになります。

要介護になる主な理由としては脳血管疾患、心疾患、認知症で約4割。骨折、虚弱、関節疾患で4割。合わせて8割ほどを占めますが、いずれも運動と食事でリスクを下げられます。

同じ人生100年時代なら、「100まで生きる」だけでなく「100まで歩ける」のほう

が幸せですよね。さらには「100からも歩ける」を目指したいものです。

●「明日からやろう」の明日は永遠に来ない

ここまで読んで「では100まで歩くために、運動に食事に、生活の改善を明日から頑張ろう」と思われた方はいませんか？　明日からではありませんよ。今日、今から始めてください。

「明日から」という人は、明日も同じことを言っているものです。明日やろう、の明日は永遠に来ません。「やるか、すぐやるか」です。一生自分の脚で歩けるという、充実したプライスレスな毎日！　を実現するために、ぜひ「今日」から始めてください。

●体時計は巻き戻せる

筋肉は加齢とともにやせ細って弱くなります。動脈は硬く変性していきます。どの身体機能も、加齢で衰えていきますが、鍛えて発達させることもできます。つまり、老化にあらがうことはできるのです。

実際、ムキムキのおじいさんやおばあさんがいらっしゃいますよね。元気にマラソンで完走する方もいます。体の時計はある程度巻き戻せるんです。

まったく運動をしたことがない、と心配される方もいるかもしれません。しかし、むしろそういう方のほうが変われる「伸びしろ」は大きいんです。前向きにとらえてください。

●「You」じゃなく「We」で

筆者が監修・指導するNHKの「みんなで筋肉体操」という番組がありがたいことになかなかにヒットしています。本書では手軽にできる筋肉貯金の運動を紹介していますが、私からの叱咤激励を聞きたい方はこの番組も参考にしてください。レベルは高めですが、シーズン2、3では少しやさしいレベルの体操も紹介しています。

この番組での声掛けは「やりなさい」ではなく、「一緒に頑張りましょう」。「You（あなた）」ではなく、「We（私たち）」という立場を心掛けています。本書の内容も同じです。

一緒に、何歳までも若々しく快適で元気な体でいましょうね。

2020年1月

著者　谷本道哉

本書は『学術的に「正しい」若い体のつくり方——なぜあの人だけが老けないのか?』(2015年2月、中央公論新社刊)を一部加筆したものです。

ラクレとは…la clef=フランス語で「鍵」の意味です。
情報が氾濫するいま、時代を読み解き指針を示す
「知識の鍵」を提供します。

中公新書ラクレ
679

新装版《しんそうばん》
学術的《がくじゅつてき》に「正《ただ》しい」若《わか》い体《からだ》のつくり方《かた》
なぜあの人《ひと》だけが老《ふ》けないのか?

2020年 2 月10日初版
2020年 8 月30日再版

著者……谷本道哉《たにもとみちや》

発行者……松田陽三
発行所……中央公論新社
〒100-8152 東京都千代田区大手町 1-7-1
電話……販売 03-5299-1730　編集 03-5299-1870
URL http://www.chuko.co.jp/

本文印刷……三晃印刷
カバー印刷……大熊整美堂
製本……小泉製本

Published by CHUOKORON-SHINSHA, INC.
Printed in Japan　ISBN978-4-12-150679-5　C1275

中公新書ラクレ　好評既刊

L640
「オウム」は再び現れる
島田裕巳 著

麻原彰晃らオウム真理教の幹部13人の死刑が執行された。未曾有の大事件から我々は何を学ぶべきなのか。自身の評論活動から、一時「オウムシンパ」との批判を受け、以来、オウム事件の解明に取り組んできた筆者が、いまこそ事件の教訓を問う。信念なき「普通の人」たちが凶悪犯罪を起こしたのはなぜか。それは、オウムが日本組織に特有な奇妙な構造を持っていたからだ。日本組織の特殊さを理解せずにオウム事件は終わらない。

L643
街間格差
——オリンピック後に輝く街、くすむ街
牧野知弘 著

「家を買うなら五輪後」とまことしやかに語られる東京23区。しかしこの瞬間、大きな変化はすでに起こっていた！　不動産事情に詳しい著者曰く、「働き方改革」に象徴されるライフスタイルの変化に伴い、住まい探しの絶対的価値基準「沿線ブランド」「都心まで○分」が崩壊。各街の〝拠点化〟が進んだ先に新たな格差が露呈し始めたという。湾岸タワマン、団地、観光地——。東京で暮らすなら、足元に迫る「街間格差」に今すぐ備えよ！

L645
戦国武将に学ぶ究極のマネジメント
二木謙一 著

つねに戦争と死と隣り合わせだった戦国時代、武将たちは危機にどう立ち向かったのか。信長・秀吉・家康はじめ戦国のトップリーダーたちの活躍や言葉の中に、現代人の苦悩や挫折を乗り越えるヒントを探る。さらに、歴史学者から女子校経営者に転身、進学校への躍進を果たした、著者みずからの知見と実践をふまえ、組織運営や人材登用など、いまに役立つ、名将たちの戦術・発想・知恵の数々を紹介する。

L646

安彦良和の戦争と平和
——ガンダム、マンガ、日本

杉田俊介 著

『機動戦士ガンダム』の生みの親の一人であり、マンガ家として歴史や神話を題材にした傑作を世に問うてきた安彦良和。『宮崎駿論』などで注目される気鋭の批評家が20時間にわたって聞き取った、「ガンダム」の神髄とマンガに込められたメッセージとは？ ２０１９年は『機動戦士ガンダム』テレビ放送開始から40周年。戦争・歴史マンガの多彩で豊饒な作品世界、日本の歴史、あの戦争、いまの社会——。40年を超える、過去から未来への白熱討論！

L647

日本人が勘違いしている カタカナ英語120

キャサリン・A・クラフト 著
里中哲彦 編訳

カタカナ英語とホンモノの英語のあいだには、案外深い溝がある。以下、すべてつうじないと知ったら、驚きませんか。モーニングサービス、ガッツポーズ、ペットボトル、ケースバイケースだ、マンツーマンで、リアクション、ノルマ、ブランド品、ライフライン、ポリシー、イメージチェンジ……。本書は、だれでも知っているカタカナ英語を手掛かりに、自然な英語表現を学んでしまおうというもの。英日両語の達人二人が、楽しく伝授します。

L648

日中の失敗の本質
——新時代の中国との付き合い方

宮本雄二 著

米中が衝突のコースを歩み始めた中、不確定で不愉快な外交リスクが到来。トランプの登場は「アメリカの時代」の終わりの始まりなのか？ 習近平が謳い上げた「中国の夢」「一帯一路」をどう読むか？ 21世紀に入り、日中はともに相手国の把握に「失敗」してきた。私たちは危ういジレンマに直面する中国を認識した上で、失敗にピリオドをうち、そろそろ新時代の付き合い方を構想すべきである。「習近平の中国」を知悉する元大使による一級の分析。

L649

入門！ 自宅で大往生
——あなたもなれる「家逝き」達人・看取り名人

中村伸一 著

人の最期は、〝延命か否か〟の簡単な二元論ではない。食べられなくなったとき、息ができなくなりそうなとき、心臓が止まりそうなときはどうすればいいのか。同居家族がいない場合は。かかりつけ医との付き合い方は……。「家逝き」を望む本人と看取る側は何に備えればいいのか。「村」唯一の医師として在宅医療、介護、看取りを支援してきた経験から四つの「家逝き」の極意を伝授する。国が推進する在宅時代の現実的な「解」を提示する。

L650

観光亡国論

アレックス・カー＋清野由美 著

右肩上がりで増加する訪日外国人観光客。京都を初めとする観光地へキャパシティを超えた観光客が殺到したことで、交通や景観、住民環境などで多くのトラブルが生まれた状況を前に、東洋文化研究家のアレックス・カー氏は「かつての工業公害と同じ」と主張する。本書はその指摘を起点に世界の事例を盛り込み、ジャーナリスト・清野氏とともに建設的な施策を検討していく一冊。真の観光立国となるべく、目の前の観光公害を乗り越えよ！

L651

続・孤独のすすめ

——人生後半戦のための新たな哲学

五木寛之 著

人は本来孤独を恐れるべきものだろうか。あるいは、孤独はただ避けるほうがいいのか。私は孤独の中にも、何か見いだすべきものがあるのではないかと思うのです。（中略）孤独の持っている可能性というものをいま、私たちは冷静に見つめ直すときにさしかかっているようにも感じるのです（本文より）。——30万部のベストセラー『孤独のすすめ』、待望の続編！世に流布する「孤独論」を退ける、真の「孤独論」がここに完成した。

L653

教育激変

——2020年、大学入試と学習指導要領大改革のゆくえ

池上　彰＋佐藤　優 著

2020年度、教育現場には「新学習指導要領」が導入され、新たな「大学入学共通テスト」の実施が始まる。なぜいま教育は大改革を迫られるのか。文科省が目指す「主体的・対話的で深い学び」とはなにか。自ら教壇に立ち、教育問題を取材し続ける池上氏と、「主体的な学び」を体現する佐藤氏が、日本の教育の問題点と新たな教育改革の意味を解き明かす。巻末には大学入試センターの山本廣基理事長も登場。入試改革の真の狙いを語りつくした。

L658

ハーバードの日本人論

佐藤智恵 著

判官びいきは日本人の特徴か。日本人はなぜロボットを友達だと思うのか。なぜ細部にこだわるのか。本当に世襲が好きなのか。なぜものづくりと清掃を尊ぶのか。なぜ義理を重んじ、周りの目を気にするのか。なぜ長寿なのか。そもそも、日本人はどこから来たのか……。いまだに日本は世界の不思議だ。世界最高の学び舎、ハーバード大学の10人の教授のインタビューを通して、日本人も気づかなかった日本の魅力を再発見できる一冊。